新ボディダイナミクス入門

立ち上がりと歩行の分析

Web動画付

江原 義弘●山本 澄子 著

医歯薬出版株式会社

This book was originally published in Japanese under the title of :

SHIN BODI-DAINAMIKUSUNYÛMON
—TATIAGARI-TO HOKÔ-NO BUNSEKI
(New Introduction to Body-Dynamics—New Edition
—Analysis of Standing up and Gait Initiation)

EHARA, Yoshihiro
  Professor, Graduate School
  Niigata University of Health and Welfare

YAMAMOTO, Sumiko
  Professor, Graduate School
  International University of Health and Welfare

VICON MOTION SYSTEMS grants official permission for Ishiyaku Publishers Inc. to distribute Polygon Reader to be used in conjunction with Dr. Ehara and Dr. Yamamoto's textbook about dynamics of human motion to be entitled "Introduction to Body-Dynamics: Analysis of Standing up Movement".

© 2018 1st ed.

ISHIYAKU PUBLISHERS, INC.
  7-10, Honkomagome 1 chome, Bunkyo-ku,
  Tokyo 113-8612, Japan

まえがき

　臨床家や福祉機器に携わる方のなかには，運動分析に興味はあるけれど自分でやったことがないという方がたくさんおられると思います．その理由は，近くに計測システムがない，運動分析に必要な力学がむずかしそう，などさまざまでしょう．本書は，そのような方たちが自分で運動分析を行った気持ちになっていただけることを目指して企画しました．

　本書では，人の立ち上がりおよび歩き始めと歩行動作を対象として，実際に運動分析システムを使って計測したデータを使って解説しています．本書の目的の第一は，立ち上がりおよび歩き始めと歩行を題材として運動分析に必要な力学を理解することです．この部分は初級編として書かれています．第二は，力学を使って立ち上がり動作そのものを理解することです．この部分は中級編です．このほかに，ここには書かれていない上級編があります．上級編は，読者自身による発見です．Web動画に収録されたデータは，実際の運動を計測したものですから，本書には書かれていないいろいろな発見ができるようになっています．数値データも収録されていますので，これらを駆使して読者自身が計測ラボをもったつもりで，新しい発見にチャレンジしてください．

　本書によって，1人でも多くの方が「運動分析っておもしろい！」と思っていただけることを願っています．

　本書付録のCG動画やグラフは，3次元動作分析システムVICON用に開発されたPolygonソフトウェアを使用したものを元に作成しました．また，本書のイラストは，元 国際医療福祉大学理学療法学科 勝平純司氏（現 新潟医療福祉大学義肢装具自立支援学科）にご協力いただきました．動作計測にあたりましては，神奈川県総合リハビリテーションセンター，東北福祉大学感性福祉研究所，北陵クリニック，元 東北大学大学院医学系研究科 松村 馨，高野亜紀子，勝平純司，東北福祉大学 関川伸哉，ならびに元（株）ナック・イメージテクノロジー 玉澤治夫の各氏にご協力をいただきました．これらの方々に対し，ここに感謝の意を表します．

　臨床歩行分析研究会では，本書に収録されているようなデータを対象として，実際の計測システムを使用した運動分析の実習セミナーを開催しています．詳細は本書の著者までお問い合わせください．

2018年9月

江原義弘　ehara@nuhw.ac.jp
山本澄子　sumiko-y@iuhw.ac.jp

本書の読み方
——付録 Web 動画および 初 マークについて

■ 付録 web 動画について

　本書には，Polygon ソフトウェアで作成した 3 次元コンピュータ・グラフィックスによる動作分析の結果を動画（本書ではこれを CG 動画と呼びます）で収録した Web アプリケーションが付属しています．

　本文中でアミ伏せ（例：図Ⅰ-1-1）になっている図番は，対応する CG 動画が収載されていることを意味しています．活用して理解を深めてください．

◆ 収録内容

- 第Ⅰ部では，健常女性の実際のデータに基づいて CG 動画が作成されています．
- 第Ⅱ部の 3 次元 CG やグラフは，21 歳・健常男子（身長 176 cm，体重 83.5 kg）の歩行データに基づきます．第Ⅲ部の CG のサンプリング周波数は 60（毎秒 60 コマに相当），動画は毎秒 30 コマです．

◆ 動作環境

- OS：Windows 7 以降，Mac OS X 10.11 以降
- ブラウザ：Internet Explorer 11，Microsoft Edge，Google Chrome 最新版，Safari 最新版
- ディスプレイ：1024×768 ドット以上
- インターネットに接続された環境

※フィーチャーフォン，スマートフォンには対応していません．

◆ Web 動画の利用方法

1. 以下のサイトへアクセスします．
   https://www.ishiyaku.co.jp/ebooks/265740/
2. パスワードを求められた場合は，以下を入力して認証ボタンを押します．
   パスワード：body1
3. 目次画面が表示されたら，メニューにある項目をクリックして CG 動画をご覧ください．
4. 操作方法の詳細については，メニュー内にある「本アプリケーションの使い方」をご参照ください．

■ 初 マークについて

　初 は初級編です．課題の力学用語を理解することを目的とします．中級者は読み飛ばしてもかまいません．印のないものは中級編です．力学を使って立ち上がり動作，歩き始めと歩行の動作を理解することを目的としています．

　第 1 章から順に読んでいけるよう配列してありますが，学校の授業などでは，まず初級の部分だけを通読し，その後，第 1 章から初級の部分も含めて読んでいくのも一つの方法です．

目次

まえがき/iii
本書の読み方/v

初 は初級編

第Ⅰ部　立ち上がり動作の分析 ──── 1

1. 立ち上がり動作を観察してみましょう ──── 2

2. まず体幹が前傾します，これはなぜでしょう ──── 5
  1. 物体の合成重心 初 ──── 5
  2. 身体の重心 初 ──── 10
  3. 立ち上がり動作と重心位置 ──── 14

3. 殿部が椅子から浮く ──── 16
  1. 立ち上がり中の座面と床面の力 ──── 16
  2. 合成力の求め方 初 ──── 17
  3. 合成力の作用点の求め方 初 ──── 19
  4. 立ち上がり中の合成床反力の動き ──── 23

4. 膝が伸展していく ──── 25
  1. 速さを変えた立ち上がり ──── 25
  2. 立ち上がり中の体重心の位置，速度，加速度 初 ──── 27
  3. 床反力と体重心の加速度 初 ──── 31
  4. 速さを変えた立ち上がり中の体重心加速度 ──── 33

5. 体幹を直立させて立ち上がるとどうなるでしょう ──── 38
  1. 体幹直立で立ち上がると ──── 38
  2. 関節モーメントとは何か 初 ──── 40
  3. 立ち上がり時の関節モーメント ──── 42

6. 体幹を直立に戻す 46

7. 立位の保持 49

8. 座り込みの観察 52
   1. 立ち上がりと座り込みの筋活動 52
   2. 力学的エネルギーとは [初] 55
   3. 立ち上がりと座り込みのエネルギーの増減 56

9. どうしたら立ち上がりやすいか 60
   1. 反動の利用 60
   2. 立ち上がりにくい人のために 63

第Ⅱ部 歩き始めの力学 ———————————————————— 67

1. 直立時の重心と床反力作用点 68

2. 直立時の関節モーメント 71

3. 歩き始めのときに何が最初に変化するか 74

4. 歩き始めの重心と床反力 80
   1. 速さと速度 [初] 80
   2. 速度と加速度 [初] 82
   3. 歩き始めの重心の動き 84
   4. 歩き始めの床反力 87

5. 歩き始めの関節モーメント 92
   1. 関節モーメントとは何か [初] 92
   2. つま先立ちの足関節モーメント 96
   3. 歩き始めの足関節モーメント(矢状面) 100
   4. 歩き始めの股関節内外転モーメント(前額面) 105

6. 関節モーメントのパワー 108
   1. 仕事とパワー [初] 108

　　　　2　歩き始めの関節モーメントのパワー ·················· 112

7. 力学的エネルギー ·················· 115
　　　1　位置エネルギー 初 ·················· 115
　　　2　運動エネルギー 初 ·················· 117
　　　3　力学的エネルギーの保存 初 ·················· 119
　　　4　身体の力学的エネルギー ·················· 122
　　　5　歩き始めの身体の力学的エネルギー ·················· 125

8. 速さを変えた歩き始め ·················· 127

9. 歩き終わりの力学 ·················· 132

第Ⅲ部　歩行の力学 ─────────────── 143

1. 歩行中の重心の動き ·················· 144

2. 歩行中の床反力 ·················· 150
　　　1　左右合成床反力 ·················· 150
　　　2　合成床反力と体重心加速度 ·················· 154
　　　3　合成床反力作用点と重心の動き ·················· 161
　　　4　各足の床反力 ·················· 166

3. 関節モーメントとパワーの考え方 初 ·················· 169
　　　1　関節モーメントの考え方 初 ·················· 169
　　　2　関節まわりのパワーの考え方 初 ·················· 176

4. 歩行中の関節モーメントとパワー ·················· 178
　　　1　立脚初期（矢状面） ·················· 178
　　　2　立脚中期（矢状面） ·················· 182
　　　3　立脚後期（矢状面） ·················· 184
　　　4　遊脚期：慣性力とは何か 初 ·················· 185
　　　5　遊脚期の関節モーメント ·················· 187
　　　6　体幹に加わるモーメント ·················· 190
　　　7　歩行における各関節の働き ·················· 195

5．関節が生み出す全体パワー ·· 197

6．歩行中の力学的エネルギー ·· 200

7．健常歩行の特徴 ·· 202

8．速さを変えた歩行 ··· 204

索　引 ··· 211

第Ⅰ部
立ち上がり動作の分析

1 立ち上がり動作を観察してみましょう

　CG動画の図Ⅰ-1-1をクリックして，立ち上がり動作を観察してみましょう．最初に動き出すのは身体のどの部位ですか？　それがどのように動きますか？　立ち上がりのはじめにはまず"体幹"が"前傾"します．体幹が前傾したあと，身体のほかの部位がどのような動きをして立ち上がりが完了するか，その一連の動きを記述してみましょう（図Ⅰ-1-2）．

■ 体幹の前傾

■ 身体の一連の動き

（1）まず体幹が前傾します．
（2）殿部が座面から離れます．
（3）膝を伸展していきます．
（4）股関節を伸展して体幹を鉛直に戻します．
（5）立位の状態になります．

　場合によっては，体幹が前傾するのに先立って，足の位置を少し後ろにずらす場合があります．映像だけでなく，実際の動作も各自で観察してみましょう．

　体幹が前傾して殿部が座面から離れるころ，言葉で表現するのはむずかしいでしょうが，反動のようなものを利用しているようにみえます．このことは後で述べます．ここではしばらくの間，立ち上がり動作の力学の基本事項を学習するために，ゆっくり時間をかけて立ち上がった場合について観察します．図Ⅰ-1-3でゆっくりした速度での立ち上がり動作を観察してみましょう．

■ 反動

■ 立ち上がり動作の力学

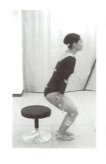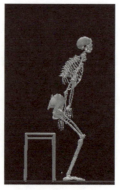

図Ⅰ-1-1　普通の速さの立ち上がり

1. 立ち上がり動作を観察してみましょう

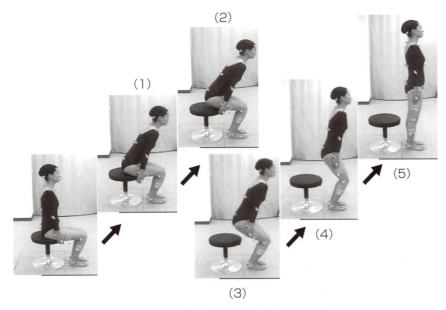

図Ⅰ-1-2 立ち上がり動作の一連の動き

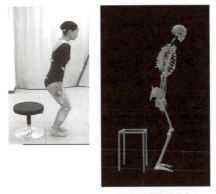

図Ⅰ-1-3 ゆっくりした立ち上がり

■ 関節角度

■ 関節の動き

　　立ち上がり動作中の体幹の前傾角度，股・膝・足関節の角度を計測すると，これらの角度は時間とともにどのように変化するでしょうか．角度の定義は図Ⅰ-1-4に示します．図Ⅰ-1-5はこれらの時間変化をグラフで表したものです．これから，このグラフの関節の動きに沿って，2～6章までで立ち上がり動作を詳しくみてみましょう．

第Ⅰ部　立ち上がり動作の分析

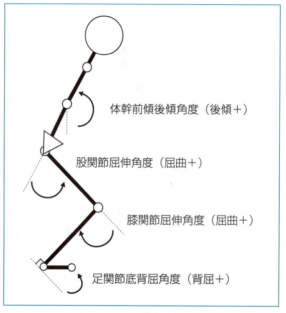

図Ⅰ-1-4　関節角度の定義

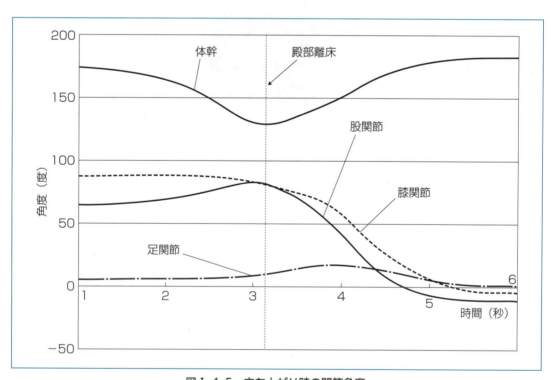

図Ⅰ-1-5　立ち上がり時の関節角度
（体幹後傾＋，股関節屈曲＋，膝関節屈曲＋，足関節背屈＋）

2 まず体幹が前傾します，これはなぜでしょう

1 物体の合成重心

初

■ 体幹の前傾
■ 身体の重心

図Ⅰ-1-2から，他の部位に先立ってまず体幹が前傾していることがわかります．この意味を考えてみましょう．そのためには，"身体の重心"について理解する必要があります．

■ 重心とは何か

まず，重心とは何か？ 言葉で表現してみましょう（図Ⅰ-2-1）．
・物体の中心
・物体の重さの中心
・質量の中心
・質量分布の中心

■ 2つ以上の物体がつながっている場合

次に，2つ以上の物体がつながっている場合の重心について考えます．同じ重さの2つの球を連結した棒の重心は，2つの球を結ぶ線分の中点です（図Ⅰ-2-2）．

2つの球の重さが違う場合はどうでしょう．No.1の球の重さが3 kgで，No.2の球の重さが1 kgのとき，この2つの球を連結した棒の重心を考えます．棒の長さを1 mとすると，No.1の球から，棒の長さの1/4すなわち25 cm離れた場所が重心です（図Ⅰ-2-3）．

では，この棒をシーソーと考えて，重心の真下で棒を支えた場合と，それ以外の点で支えた場合を考えてみましょう．図Ⅰ-2-4で確認してください．No.1から25 cm離れたところに重心があるので，ここを支点としてこの位

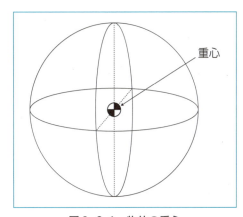

図Ⅰ-2-1 物体の重心

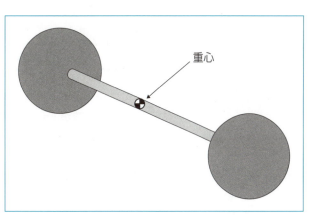

図Ⅰ-2-2 連結された物体の重心

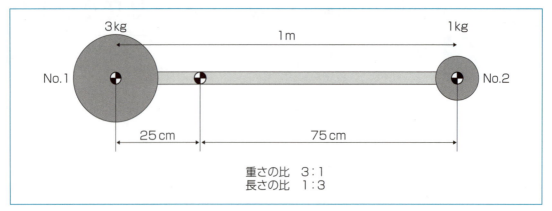

図Ⅰ-2-3 連結された物体の重心（重さが違う場合）

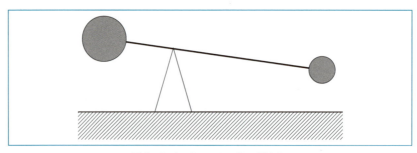

図Ⅰ-2-4 シーソーのつりあい

置で棒を支えると，てこのつりあいの式は，左辺3kg×25cm，右辺1kg×75cmで，左辺＝右辺となって，つりあいが保たれます．このように，重心を支点とすると，てこのつりあいは保たれるのです．逆にいうと，重りのつりあいが保たれるような位置が重心だと考えることができます．

■ 重りのつりあいが保たれている位置

このことを数式で表してみます．重さ1kgの球No.1が$x=x_1$の位置に，同じく重さ1kgの球が$x=x_2$の位置にあるとします．この両者を棒で連結したとき，重心位置のx座標x_3を式で表すと次のようになります．

$$x_3 = (1/2)x_1 + (1/2)x_2$$

上式は球No.1の位置と球No.2の位置の中点を示す式です．

次に，2つの球の重さが違う場合です．重さ3kgの球No.1が$x=x_1$の位置に，重さ1kgの球が$x=x_2$の位置にあるとします．この両者の球を連結したとき，重心位置のx座標x_3を式で表すと次のようになります．

■ 重心位置のx座標

$$x_3 = (3/4)x_1 + (1/4)x_2$$

No.1とNo.2の重さの合計は4kgです．したがって，上式の係数の分母が4となります．x_1にかかる係数の分子の3は球No.1の重さ3kgに対応して

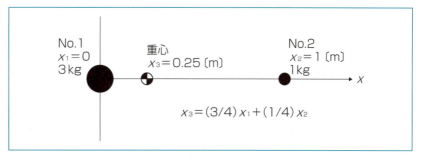

図Ⅰ-2-5　重心を計算で求める

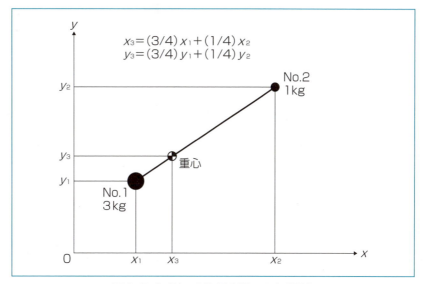

図Ⅰ-2-6（1）　2次元空間での合成重心

います．x_2にかかる係数の分子の1は球No.2の重さ1kgに対応しています．すなわち，重心とは部分を構成している物体の重さを"重み"とした重みつき平均値だと考えることができます．ここで，仮にx_1を原点（$x_1=0$）とし，棒の長さを1mとして$x_2=1$とすると，

$$x_3 = (1/4)x_2 = 0.25 \text{ m} = 25 \text{ cm}$$

■重みつき平均値

となり，図Ⅰ-2-3と一致します（図Ⅰ-2-5）．

次に，2次元空間での重心位置を考えてみましょう．3kgの球No.1の2次元位置を（x_1, y_1）とします．1kgの球No.2の2次元位置を（x_2, y_2）とします．このとき，両者を連結した棒の重心の2次元位置（x_3, y_3）を示す式は次のようになります．

■2次元空間での重心位置

$$x_3 = (3/4)x_1 + (1/4)x_2$$
$$y_3 = (3/4)y_1 + (1/4)y_2$$

第Ⅰ部 立ち上がり動作の分析

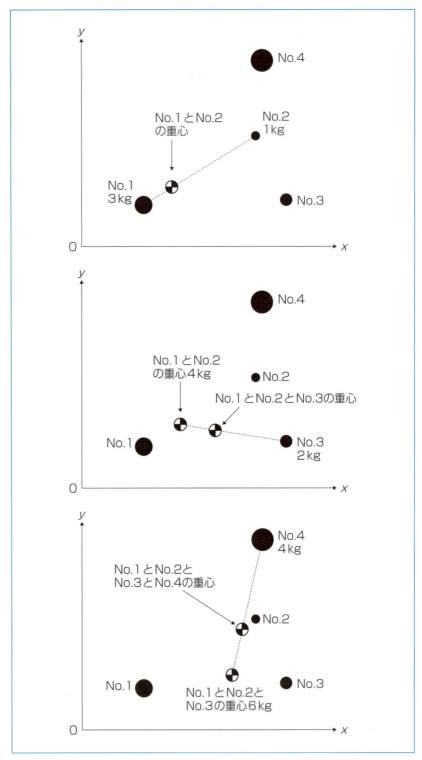

図Ⅰ-2-6（2） 3つ以上の球の合成重心

2. まず体幹が前傾します，これはなぜでしょう

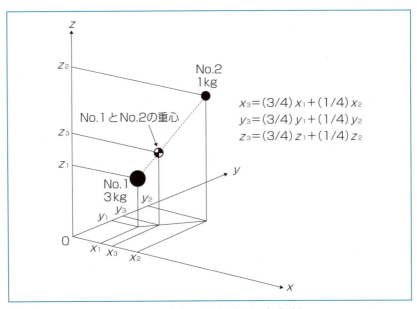

図Ⅰ-2-6（3） 3次元空間の合成重心

■ 合成重心位置

　　この式の関係を図Ⅰ-2-6（1）でみると，2つの球の合成重心位置は2つの球を連結した線上で，距離を重さの逆比で配分した位置にあることがわかります．3つ以上の球の合成重心を求める場合は，まず2つを合成してその合成重心と3つめの球の合成を考えるという手順で，球がいくつあっても合成重心を求めることができます．詳しくは図Ⅰ-2-6（2）をみてください．3次元空間での重心位置も同じ手順で求められます〔図Ⅰ-2-6（3）〕．

2 身体の重心

次に，身体の重心を考えます．過去の研究で，下腿部の重心は足関節から下腿長の55％の位置にあることがわかっているとします．この数値を使って，動きの中での重心位置を考えます．運動中の人体の足関節と膝関節の3次元位置をおのおの (x_a, y_a, z_a), (x_k, y_k, z_k) とすると，下腿部の重心位置 (x_1, y_1, z_1) は以下の式で表されます．図 I-2-7 を参照してください．左の式は右のように書き換えることができます．

■ 下腿部の重心位置

$$x_1 = x_a + (x_k - x_a) \times 0.55 \qquad x_1 = 0.55x_k + 0.45x_a$$
$$y_1 = y_a + (y_k - y_a) \times 0.55 \longrightarrow y_1 = 0.55y_k + 0.45y_a$$
$$z_1 = z_a + (z_k - z_a) \times 0.55 \qquad z_1 = 0.55z_k + 0.45z_a$$

■ 重みつき平均

これも一種の重みつき平均です．ただしこの場合，足関節から測った重心位置が足−膝関節長の55％の位置である場合，膝関節位置にかかる重みは0.55，足関節位置にかかる重みは $(1-0.55)=0.45$ であることに注意しましょ

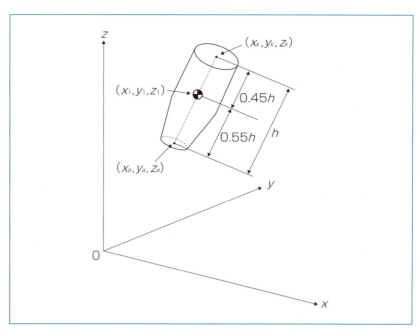

図 I-2-7　下腿部の重心

2. まず体幹が前傾します．これはなぜでしょう

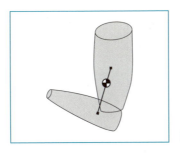

図 I-2-8　大腿部と下腿部の合成重心

■ 大腿部の重心位置

う．膝関節位置と股関節位置がわかれば大腿部の重心位置も同様にして計算できます．

下腿部重心位置，大腿部重心位置が計算されたとして，これらを (x_1, y_1, z_1), (x_2, y_2, z_2) とします．ここで，下腿部の質量を m_1, 大腿部の質量を m_2 とします．このとき，大腿部と下腿部の合成重心 (x_3, y_3, z_3) は次のように表されます．

■ 大腿部と下腿部の合成重心

$$x_3 = (m_1/(m_1+m_2))x_1 + (m_2/(m_1+m_2))x_2$$
$$y_3 = (m_1/(m_1+m_2))y_1 + (m_2/(m_1+m_2))y_2$$
$$z_3 = (m_1/(m_1+m_2))z_1 + (m_2/(m_1+m_2))z_2$$

この式は，質量 m_1 の小さな球を下腿部の重心位置に置き，質量 m_2 の小さな球を大腿部の重心位置に置いた場合の，両者の合成重心を求める式と同一になります．図 I-2-8 に示すように，大腿部と下腿部の位置関係が変わると合成重心の位置が変わることに注意しましょう．

■ 合成重心の位置変化

大腿部・下腿部の合成重心は，大腿部と下腿部の重心を結んだ線上にあります．膝関節が完全伸展の状態では合成重心は大腿部のある位置にきますが，膝が屈曲すると合成重心は別の位置に移動することに着目してください．

■ 膝の屈曲

図 I-2-4 で，重心の真下を支点として棒を保持すると，シーソーのバランスが保たれることを学習しました．このとき，支点にはどれくらいの重さがかかるでしょうか．この支点によって 3 kg と 1 kg の両方を支持するので，計 4 kg の重さを支えることになります．したがって，図 I-2-4 の状況は"両端に 3 kg と 1 kg の球をつけた棒を支点で保持"している代わりに，"支点の真上で 4 kg の重さを保持している"と考えることもできます．このことと同様に，下腿部と大腿部の合成重心には，両者の質量の和に等しい質量が存在するとして考えることができます．

■ 身体全体の合成重心
■ 体重心

このテクニックを使って，身体全体の合成重心を求めてみましょう．身体全体の合成重心を体重心とよびます．まず，身体を図 I-2-9 のように 7 つの部分に分けて考えます．ここでは，頭部と上肢は体幹に含めます．それぞれの部分を節あるいはセグメントとよびます．これら 7 つのセグメントはおのおの変形しないと仮定します．このような考え方を"身体を 7 つのセグメ

■ 節，セグメント

第Ⅰ部　立ち上がり動作の分析

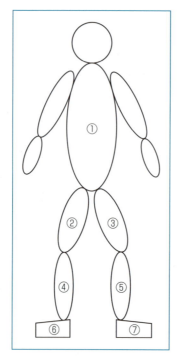

図Ⅰ-2-9　身体のリンクモデル

表Ⅰ-2-1　身体各セグメントの重心位置

体　幹	両肩峰の中点と両股関節の中点を結んだ線上にあって，下から線長の C_1（=0.65）の点
大　腿	膝・股関節を結ぶ線上にあって，線長の下から C_2（=0.55）の点
下　腿	足・膝関節を結ぶ線上にあって，線長の下から C_3（=0.55）の点
足　部	第3中足骨と足関節を結ぶ線上にあって，線長の下から C_4（=0.50）の点

表Ⅰ-2-2　身体各セグメントの質量（身体全体の質量すなわち体重に対する割合）

体　幹	m_1=0.66
大　腿	m_2=0.10
下　腿	m_3=0.05
足　部	m_4=0.02

ントの剛体リンクモデルに近似した"といいます．これら7つのセグメントの重心位置と質量は表Ⅰ-2-1, 2-2のようにわかっているとします．

身体の関節位置（肩関節 s, 股関節 h, 膝関節 k, 足関節 a, 中足骨点 m）の座標がわかると，体重心の座標は以下のように計算できます．

■ 体重心の座標
■ 両肩峰の中点の座標

まず，両肩峰の中点の座標 (x_s, y_s) を求めます．添え字 r, l は右・左の意味です．

$$x_s = 0.5 x_{sr} + 0.5 x_{sl}$$
$$y_s = 0.5 y_{sr} + 0.5 y_{sl}$$
$$z_s = 0.5 z_{sr} + 0.5 z_{sl}$$

■ 股関節の中点

同様に，両股関節の中点を求めます．

$$x_h = 0.5 x_{hr} + 0.5 x_{hl}$$
$$y_h = 0.5 y_{hr} + 0.5 y_{hl}$$
$$z_h = 0.5 z_{hr} + 0.5 z_{hl}$$

2. まず体幹が前傾します，これはなぜでしょう

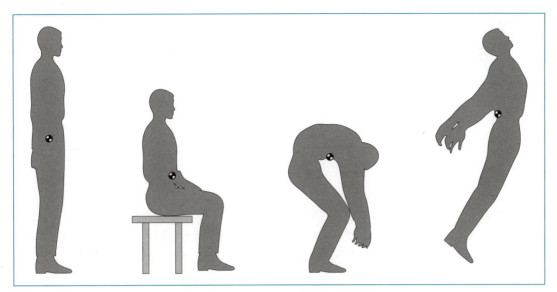

図Ⅰ-2-10　いろいろな姿勢での体重心

■ 体幹重心　　　　　　肩峰の中点と股関節の中点から体幹重心が求まります（C_1 などは表Ⅰ-2-1 参照）．

$$x_1 = C_1 x_s + (1-C_1) x_h$$
$$y_1 = C_1 y_s + (1-C_1) y_h$$
$$z_1 = C_1 z_s + (1-C_1) z_h$$

■ x 座標　　　　　　以下は x 座標のみについて記述します．y 座標，z 座標については，x をおのおの y, z に置き換えて考えてください．

右大腿部重心　　$x_{2r} = C_2 x_{hr} + (1-C_2) x_{kr}$
左大腿部重心　　$x_{2l} = C_2 x_{hl} + (1-C_2) x_{kl}$
右下腿部重心　　$x_{3r} = C_3 x_{kr} + (1-C_3) x_{ar}$
左下腿部重心　　$x_{3l} = C_3 x_{kl} + (1-C_3) x_{al}$
右足部重心　　　$x_{4r} = C_4 x_{ar} + (1-C_4) x_{mr}$
左足部重心　　　$x_{4l} = C_4 x_{al} + (1-C_4) x_{ml}$

■ 体重心の座標　　　　上記のすべての値を使って体重心の座標 (x_g, y_g, z_g) が計算できます．

$$x_g = m_1 \cdot x_1 + m_2 \cdot x_{2r} + m_3 \cdot x_{3r} + m_4 \cdot x_{4r} + m_2 \cdot x_{2l} + m_3 \cdot x_{3l} + m_4 \cdot x_{4l}$$
$$y_g = m_1 \cdot y_1 + m_2 \cdot y_{2r} + m_3 \cdot y_{3r} + m_4 \cdot y_{4r} + m_2 \cdot y_{2l} + m_3 \cdot y_{3l} + m_4 \cdot y_{4l}$$
$$z_g = m_1 \cdot z_1 + m_2 \cdot z_{2r} + m_3 \cdot z_{3r} + m_4 \cdot z_{4r} + m_2 \cdot z_{2l} + m_3 \cdot z_{3l} + m_4 \cdot z_{4l}$$

■ 体重心の位置　　　　図Ⅰ-2-10で，身体がいろいろな姿勢をとったときの体重心の位置をみてみましょう．直立，座位，かがみ込み，ジャンプなどの姿勢によって体重心の位置が変わることに注意してください．姿勢によっては身体のない場所に体重心がくることもあります．

3　立ち上がり動作と重心位置

■ 体重心位置

■ 体幹の前傾

■ 体重心の前方移動
■ 体重心の上昇

図I-2-11はゆっくりした立ち上がりでの体重心の動きを示します．赤と白で表示されているのが体重心です．ここで示した体重心位置は，3次元動作分析装置のカメラによって身体各部の位置を計測し，各節の質量と質量中心の位置の値を用いて計算したものです．立ち上がりの開始時期に体幹が前傾しますが，体幹が前傾することによって体重心がどのように動くのかを観察してみましょう．再生速度を遅くして確認してください．体幹が前傾すると体重心が前方に移動して，両足の接地面上方の領域内に入ることがわかります．次に，膝と股関節を伸展することによって，体重心は上昇していきます．

前に述べたように，体重心の真下を支点として支えると重さのつりあいは保たれます．逆にいうと，体重心の真下を支点としないと，重さのつりあいは保たれず転倒してしまいます．すなわち，立ち上がりに先立って体重心を両足の接地面上の領域にもってこられないと，殿部が椅子から離れたときに転倒してしまって立ち上がり不能となるのです．これはあくまでゆっくり立ち上がる場合で，立ち上がり中の一瞬ごとに力のつりあいを保っている状態を考えています．

■ 立ち上がり不能

■ 普通の速さの立ち上がり

では次に，図I-2-12で普通の速さの立ち上がりのときの体重心位置をみてみましょう．普通の速さの立ち上がりでは体幹の前傾がそれほど大きくな

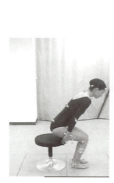 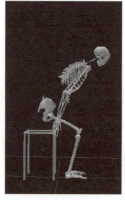

図I-2-11　ゆっくりした立ち上がり

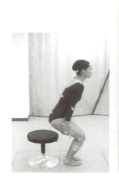 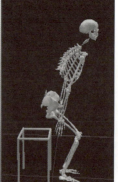

図I-2-12　普通の速さの立ち上がり

2. まず体幹が前傾します，これはなぜでしょう

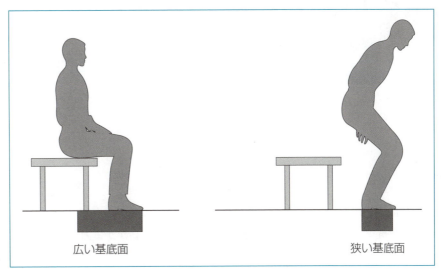

図Ⅰ-2-13　座位と立位の基底面

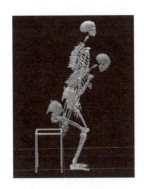

図Ⅰ-2-14　ゆっくりと普通の速さの立ち上がりの比較

いので，殿部が椅子から離れたときに体重心は両足の接地面より後方にあります．この状態でなぜ倒れないかということは後で説明します．

　以上のように安定した状態でゆっくり立ち上がるためには，立ち上がりに先立って体幹を前傾し，体重心を両足の接地面上の領域にもってくることが重要です．楽に立ち上がるコツは，体幹を十分に前傾すること，ならびに，あらかじめ足を後ろに引き，殿部が椅子から離れたときに体重心が両足の接地面内にあるように準備しておくことです．体重心に限らず物体の重心を支える面のことを基底面といいます．立ち上がりのときの基底面は，図Ⅰ-2-13に示すように立ち上がりはじめには座面と両足の接地面で囲まれた広い範囲ですが，殿部が椅子から離れた瞬間に両足の接地面を結んだ狭い範囲になります．

　参考データとして，ゆっくりと普通の立ち上がりを重ねて図Ⅰ-2-14に示します．体幹の動きの違いに注目して比較してみてください．

■楽に立ち上がるコツ

■基底面

3 殿部が椅子から浮く

1 立ち上がり中の座面と床面の力

- ■ 身体に及ぼす力
- ■ 力の分布

立ち上がりではまず体幹が前傾し，やがて殿部が椅子から浮きます．ここまでの時間に椅子の座面と床面から身体に及ぼす力について考えてみましょう．図Ⅰ-3-1は椅子から殿部にかかる力と床面から足底にかかる力の分布を，力の大きさに応じて色分けして表示しています．画面の上が前方で，上部が足部，下部が殿部を示します．立ち上がり中の殿部と足部の接触面に加わる力は時々刻々変化していることがわかります．

- ■ 力の棒（ベクトル）

しかし，このような力の分布では不便なことも多いので，殿部と足部に加わる力をそれぞれ1本ずつの力の棒（ベクトル）で代表して表示しました．それが図Ⅰ-3-2です．棒の長さが力の大きさを示します．足部の力については左右足の合計を示します．立ち上がりのはじめには，ほとんどの荷重が殿部にかかっていますが，体幹が前傾するに従い足部の荷重が増加し，殿部の荷重が減少していきます．同時に，殿部の荷重を示すベクトルが前方（膝のほう）に移動していくのがわかります．

- ■ ベクトルの前方移動

- ■ 身体に及ぼす力の作用
- ■ 力の合成力

次に，これらの力が身体に及ぼす作用を考えてみましょう．身体の動きと座面と床面からの力との関係をみるためには，2本の力を別々にみていたのでは不便なので，座面と床面からの力の合成力を知る必要があります．

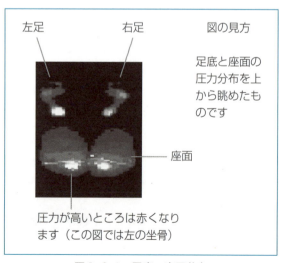

図Ⅰ-3-1　足底・座圧分布

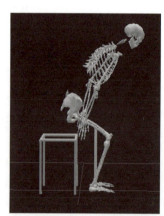

図Ⅰ-3-2　ゆっくりした立ち上がり：座面と床面（左右合成）の力，体重心

2 合成力の求め方

初

■ 反力

まず矢状面で考えます．図Ⅰ-3-3 に示すように，座面，床面からの力は身体が座面と床面を押す力の反力なので，身体を押す力のみで引っ張る力は作用しないと考えられます．実際の力は3次元的に分布しているので，ここでは奥行き方向のすべての力を加算した力を1つの力として示します．2つの力が互いに平行でない場合は，図Ⅰ-3-4 のように2力で平行四辺形を構

■ 力のベクトルの合成

成すると，対角線のベクトルが合成力を表します．ベクトルの始点が同じでないときは，力のベクトルは力の作用線に沿ってどこにでも移動できることを利用してベクトルを移動して考えます．2力が平行な場合は，図Ⅰ-3-5 のように床面に平行で互いに向きが逆の同じ長さのベクトルをおのおのに加算し，平行でない力に直してから上記の方法を適用することができます．

■ 合成力の計算方法

次に，数式を用いて2つの力の合成力を計算する方法を考えます．矢状面で考えると，まず個々の力を前後方向（y）と上下方向（z）の成分に分解し

■ 合成力の成分

て（f_{ay}, f_{az}），（f_{by}, f_{bz}）とします．合成力 f_c の成分は，もとの力の成分ごとの和です．すなわち，合成力のy方向とz方向の成分は（$f_{ay}+f_{by}, f_{az}+f_{bz}$）とな

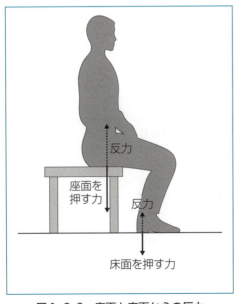

図Ⅰ-3-3 座面と床面からの反力

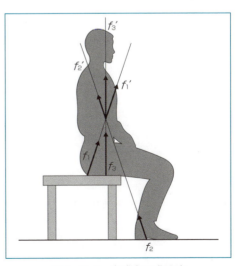

図Ⅰ-3-4 合成力の求め方

f_1 と f_2 の合成力を求めるには，力の作用線に沿って動かして f_1' と f_2' として合成力 f_3' をつくる．f_3' は座面から f_3 として作用する

第Ⅰ部　立ち上がり動作の分析

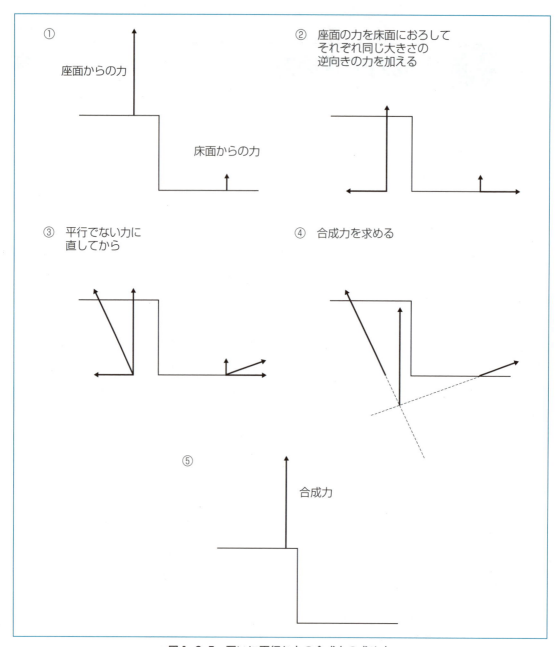

図Ⅰ-3-5　互いに平行な力の合成力の求め方

■力の単位：ニュートン

ります．仮に足部の力を（5 N, 105 N），殿部の力を（-5 N, 532 N）とすれば，合成力は（0 N, 637 N）となります．N は力の単位でニュートンと読み，1 N は重さ約 0.1 kg の物体に加わる重力，いい換えれば約 0.1 kg 重です．

3 合成力の作用点の求め方

初

■ 合成床反力

　このように，合成床反力の成分を求めるのは単に足し算をすればよかったのですが，合成床反力の作用点を求める計算は，単純な足し算というわけにはいきません．そこで，力が物体に及ぼす作用を利用して作用点を求めていきます．力が物体に及ぼす作用は，次の2つに分けて考えられます．

■ 力が物体に及ぼす作用

（1）力がその方向に物体を動かす作用
（2）力が物体を回転させる作用（力のモーメント）

　座面が身体を押す力 f_a に（1）と（2）の作用があり，床面が足部を押す力 f_b にも（1）と（2）の作用があります．同様に，合成力 f_c にも（1）と（2）の作用があります．いま，f_a の作用，f_b の作用を個々に考える代わりに合成力 f_c の作用を考えるのですから，f_c の作用は f_a の作用と f_b の作用の和にならなければなりません．f_c の成分が $(f_{ay}+f_{by}, f_{az}+f_{bz})$ になるのは上記（1）に対応しています．

■ 力のモーメント
■ 力の作用線
■ モーメントアーム，レバーアーム

　（2）の作用について詳しく考えてみましょう．力のモーメントとは，力が物体を回転させる作用で，その大きさは力の大きさに回転中心から力の作用線までの距離をかけた値で決まります．この距離のことをモーメントアームあるいはレバーアームとよびます．力の作用線とは，力のベクトルが通る直線です．空中に浮かんでいる物体や水平面内においてある物体では重心が回転中心となります．図Ⅰ-3-6のように，ある物体に力が加わったとき，力の作用線と力の大きさが同じであれば，物体にひもをかけて引く場合と棒で押す場合で力が物体に及ぼす回転作用は同じになります．

■ 回転中心

　話を元に戻して，座面と床面からの力のモーメントについて考えます（図Ⅰ-3-7）．この場合は実際に回転するわけではないので，回転中心をどこにして考えてもかまいません．ここでは床面上のある点を回転中心とし，回転中心をy座標の原点として考えます．まず，座面からの力 f_a を，作用線に沿って床面までもってきましょう．そして，この位置で f_a の力を y 方向と z 方向に分解すると，y 方向の力の作用線は回転中心を通るのでモーメントアームがゼロとなり，この力の回転中心まわりのモーメントは考えなくてもよくなります．f_b についても同様です．したがって，f_a と f_b の上下方向成分のみについて力のモーメントを考えればよいことになります．回転中心から f_{az} の作用線までの距離を COP_{ay} とすると，f_a の上下方向成分の力のモーメントは，

■ 上下方向成分

第Ⅰ部　立ち上がり動作の分析

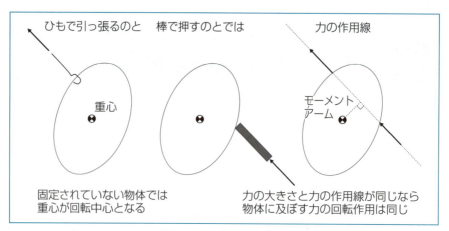

図Ⅰ-3-6　力の回転作用

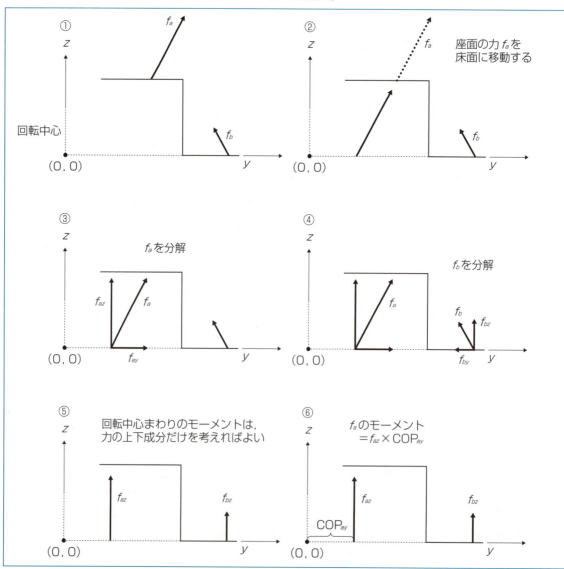

図Ⅰ-3-7　床面と座面

3. 殿部が椅子から浮く

$$f_{az} \times \text{COP}_{ay}$$

となり，同じく f_b のモーメントは，

$$f_{bz} \times \text{COP}_{by}$$

となります．合成力 f_c の上下方向成分の力のモーメントは，

$$(f_{az}+f_{bz}) \times \text{COP}_{cy}$$

です．f_a のモーメントと f_b のモーメントの和が f_c のモーメントになるのですから，両方のモーメントは等しくなければなりません．すなわち，

$$f_{az} \times \text{COP}_{ay} + f_{bz} \times \text{COP}_{by} = (f_{az}+f_{bz}) \times \text{COP}_{cy}$$

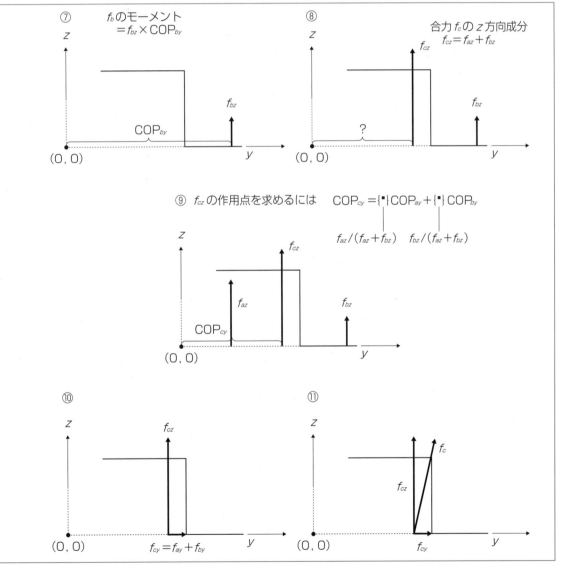

の力の合成力の求め方

となり，これからCOP_{cy}を誘導すれば，

$$COP_{cy} = (f_{az} \times COP_{ay} + f_{bz} \times COP_{by}) / (f_{az} + f_{bz})$$
$$= \{f_{az}/(f_{az}+f_{bz})\} \times COP_{ay} + \{f_{bz}/(f_{az}+f_{bz})\} \times COP_{by}$$

となります．一見すると複雑にみえますが，この式は次のような形をしています．

$$COP_{cy} = \{k_1\} \times COP_{ay} + \{k_2\} \times COP_{by}$$
$$\{k_1\} = f_{az}/(f_{az}+f_{bz})$$
$$\{k_2\} = f_{bz}/(f_{az}+f_{bz})$$

■重みつき平均

すなわち，合成力の作用点COP_{cy}はそれぞれの力の作用点COP_{ay}とCOP_{by}に係数がかかった"重みつき平均"の形をしています．形式的にはすでに学習した体重心を求める式と全く同じであり，体重心が質量分布の割合を重みとした重みつき平均だったのに対し，合成力の作用点は荷重分布の割合を重みとした重みつき平均となります．

■y方向成分の合成

これでf_aとf_bの合成力f_cの上下方向成分とその作用点の位置が決まりました．次に，f_aとf_bのy方向成分の合成について考えます．合成力f_cのy方向成分は$f_{cy}=f_{ay}+f_{by}$であり，f_{cy}は床面に平行なので床面上のどこにあってもかまいません．したがってf_{cz}の作用点にf_{cy}をもってくることができます．このようにして，f_aとf_bの合成力f_cの大きさと作用点が決まりました．

■床反力ベクトル

ここまでは矢状面について考えましたが，前額面についても上下方向と左右方向の力の成分を用いて，同じ方法で合成力の大きさと作用点を求めることができます．実際の床反力ベクトルは矢状面と前額面を合わせた3次元表示です．3次元的な力のベクトル表示は図Ⅰ-3-2などをみればわかるでしょう．

4　立ち上がり中の合成床反力の動き

■ 床反力計のリセット

　床反力計を用いて椅子からの立ち上がり中の床反力を計測するには，まず床反力計上に椅子を置いて床反力計の出力をリセットします．このようにすることによって，椅子の重さと位置の情報がキャンセルされて，座面の反力が椅子の脚を通して床反力計で計測できるようになります．力のベクトルは作用線に沿ってどこにでも動かせるので，座面下の床反力を作用線に沿って移動して座面の高さにもってくれば，座面反力を知ることができます．

■ 座面反力
■ ゆっくりした立ち上がり
■ 床反力，合成床反力

　図Ⅰ-3-8は，ゆっくり立ち上がる場合の座面と床面の力とそれを合成した力です．床面と座面の床反力を黄色で，合成床反力を白で示します．矢状面内で動作開始から，殿部が座面から離れるまでの合成力の動きに着目してみましょう．動作開始時に合成力は，座面の反力に近いところにあります．体幹前傾に伴い，足部の反力が増加，座面反力は減少します．合成力は座面反力と床反力の重みつき平均ですから，座面反力が減少して床反力が増加するにしたがって合成力は徐々に前方に移動していきます．この間，合成力は床面にほぼ垂直で長さはほぼ一定です．また，合成力の作用点は体重心の真下にあり，床反力はほぼ常に体重心に向かっていることにも注意してください．

■ 合成力の作用点

■ 床反力作用点

　殿部が座面から離れる瞬間に座面の床反力は消失します．合成床反力は足部の床反力と一致するようになります．この時点で体重心は足部の床反力作

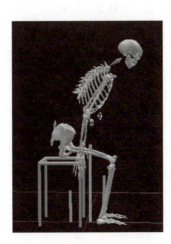

図Ⅰ-3-8　ゆっくりした立ち上がり：座面と床面（左右合成）の力，合成力，体重心

第Ⅰ部　立ち上がり動作の分析

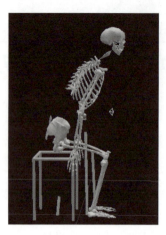

図Ⅰ-3-9　普通の速さの立ち上がり：座面と床面（左右合成）の力，合成力，体重心

用点の真上にきています．このように，ゆっくりした立ち上がりでは，常に体重心の真下に合成床反力の作用点があります．体重心が基底面の上にあるとき安定した立ち上がりが可能と説明しましたが，これをいい換えると，基底面とは体重心を支える合成床反力作用点が存在しうる範囲と考えることもできます．

■ 基底面

■ 普通の速さの立ち上がり

次に，普通の速さの立ち上がりの床反力をみてみましょう（図Ⅰ-3-9）．普通の速さの立ち上がりでは座面反力が少し前方に，足部下の床反力が少し後方に傾きます．また，床反力ベクトルの長さも伸びたり縮んだりします．座面反力と床反力の合成力は，立ち上がりの前半で前方に傾き，後半で後方に傾きますが，立ち上がり中を通じて合成力の作用線が体重心のすぐ近くを通ることに注意してください．身体全体を1つの物体と考えると，体重心は回転中心，合成床反力は身体に加わる外力と考えることができます．したがって，床反力ベクトルが体重心の近くを通るときはモーメントアームが小さく，床反力が身体を回転させる作用が小さいことを示します．スポーツなどのように激しい動きを伴わない一般の身体運動では，合成床反力ベクトルの作用線は体重心のすぐ近くを通ることを覚えておいてください．

■ 合成力の作用線

■ 床反力ベクトル

■ 合成床反力ベクトル

4 膝が伸展していく

1 速さを変えた立ち上がり

図Ⅰ-4-1に，3種類の速さを変えた立ち上がりを重ねて表示します．立ち上がる速さが変わると身体の動き方が違ってくることがわかります．ここでは，体重心の軌跡も表示しました．立ち上がる速さによる体重心の動きの違いについても観察してください．この章では，立ち上がる速さの違いによる床反力と体重心の動きの関係について学習します．

■ 体重心の軌跡

■ 床反力と体重心の動きの関係

殿部が座面を離れると，次に膝が伸展して体重心を高い位置に押し上げます．まず，図Ⅰ-4-2をみながらゆっくりした動作を分析することから始めましょう．ここで示す床反力は座面と床面の合成力です．殿部が座面から離れたあとの身体運動を観察すると，次のようなことがわかります．

■ ゆっくりした立ち上がり

■ 殿部が座面から離れたあとの身体運動

(1) 膝は伸展，足関節はわずかに背屈してから底屈，股関節は伸展していきます．
(2) 体幹前傾が減少して鉛直位に向かいます．
(3) 床反力の長さはほぼ一定です．
(4) 床反力はほぼ鉛直です．
(5) ほぼ常に体重心の真下に床反力作用点があります．

■ 床反力作用点

ほぼ常に体重心の真下に床反力作用点があることは転倒しないための大前

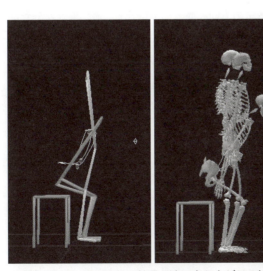

図Ⅰ-4-1　ゆっくり・普通・速い立ち上がりの比較

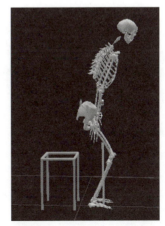

図Ⅰ-4-2　ゆっくりした立ち上がり：合成力，体重心

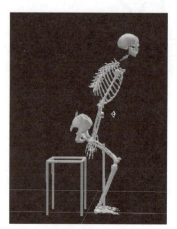
図Ⅰ-4-3　普通の速さの立ち上がり：
　　　　　合成力，体重心

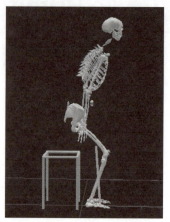
図Ⅰ-4-4　速い立ち上がり：
　　　　　合成力，体重心

提であり，よく確認しておいてください．
　次に，図Ⅰ-4-3で普通の速さの立ち上がりをみて，ゆっくりした立ち上がりと比較してみましょう．普通の速さの立ち上がりでは以下のことが観察できます．

■普通の速さの立ち上がり

（1）床反力の長さが一瞬長くなって次いで短くなり，最終的にもとの長さに戻ります．
（2）床反力が前後に瞬間的に傾きます．

　現象をよりいっそう際だたせるために，図Ⅰ-4-4で速く立ち上がってみましょう．速い立ち上がりでは，

■速い立ち上がり

（1）床反力が長くなったり短くなったりする割合が増えます．
（2）床反力が大きく前後に傾きます．

　しかし，ある特定の方向に傾くのではなく，前に倒れた分だけ後ろに傾き，最終的に鉛直方向に復帰します．ここでは，床反力が一瞬長くなり，次の瞬間短くなり，最終的にもとの長さに戻るところに着目してください．この現象を理解するために物体の加速度について学習します．

■物体の加速度

2 立ち上がり中の体重心の位置，速度，加速度 初

■ 体重心の上下方向位置の時間変化

　殿部が座面を離れてから直立するまでの過程で，体重心の上下方向の位置に着目し，これが時間とともにどう変化するかを，データをみずにフリーハンドでグラフを書いてみてください．座標は，位置が高いほど大きな数値を使うものとします．図Ⅰ-4-5のようないろいろな回答があると思いますが，実際のデータを図Ⅰ-4-6に表示しますので自分の答えと比較してみましょう．

■ 体重心の上下方向速度の変化

　次に，体重心の上下方向速度がどう変化するか，同じくフリーハンドでグラフを書いてみましょう．速度の方向は座標と同じで，上向きがプラスです．先ほどよりももっと回答にバリエーションがありそうです．立ち上がりの最初の時点は体重心の速度がほぼゼロで，立ち上がりの途中で正の値になり，最後にまたゼロに戻れば正解です．参考として実際のデータを同じく図Ⅰ-4-6に示しておきます．

■ 速度と速さ

　速度とは単位時間あたりの移動距離です．同じような用語に"速さ"があります．日常的には同義ですが，厳密にいえば速度は物理学用語であり，方向を座標で表現して各座標ごとの，時間あたりの移動距離をとります．速さは移動方向を前進方向として，その方向についての時間あたりの移動距離をとります．速度は座標に分解して考えるのでベクトルとして表現され，速さは一つの数値（スカラー）です．"速度ベクトルのベクトルの長さ"を速さと考えてもよいでしょう．

■ ベクトル
■ スカラー

　図Ⅰ-4-6の体重心位置グラフの各時刻におけるグラフの傾きを見積もる

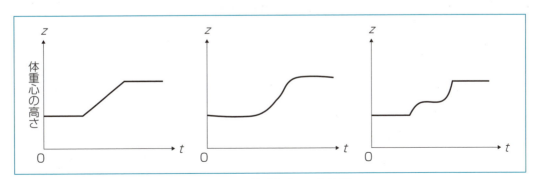

図Ⅰ-4-5　体重心高さの回答例

第Ⅰ部 立ち上がり動作の分析

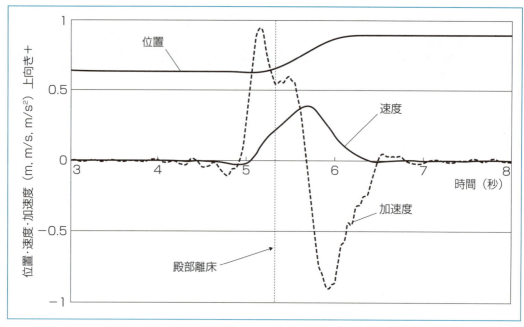

図Ⅰ-4-6 立ち上がり時の上下方向体重心位置，速度，加速度

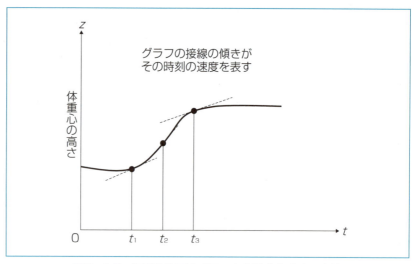

図Ⅰ-4-7 体重心位置のグラフから速度を求める方法
上下方向の位置のグラフから，上下方向の速度を求める

■ 微分

■ 差分

と，速度のグラフを書くことができます．この方法を図Ⅰ-4-7に示しますので理解してください．数学的には，この作業は微分をするという操作になります．パソコン上ではデータはサンプリング時間ごとの離散値なので，隣り合うデータの差を計算してそれを時間間隔で割るという操作をします．この操作を差分といいます．

立ち上がり時の体重心の上昇速度を観察する場合の目のつけどころは，最

4. 膝が伸展していく

初は速度がほぼゼロで，やがてその値が大きくなり最後にはまたゼロになることです．大きくなったものが最後にはゼロになるのですから，途中から速度が減少することが特に重要です．

■ 体重心の加速度

■ 上向き速度

速度が理解できたら，体重心の加速度をグラフに書いてみましょう．加速度の方向も上向きをプラスとします．今度は正解者がかなり少ないかもしれません．加速度は速度の増減の様子です．上向き速度が増加すれば，加速度は正，上向き速度が減少すれば加速度は負になります．最初，速度が増加するのですから，加速度は正です．ところが速度が最高になった時点で，もうそれ以上増えないので，加速度はゼロになってしまいます．後半は速度が減少するので加速度は負になります．実際のグラフを図I-4-6に示しますので，自分の回答と比較してください．体重心の位置はどんどん上がっていくのに，後半で加速度が負になることは理解しづらいかもしれません．理解が困難な方は，図I-4-8をみてみましょう．位置も速度も加速度も上方向が正であることを忘れないでください．

■ 立位から座る場合の重心の速度と加速度

本論に入る前に，今度は立位から座る場合の重心の速度と加速度を考えます．直立姿勢から椅子に座るまでの，体重心の高さ，上下方向速度，上下方向加速度をフリーハンドで書いてみましょう．実際のデータを図I-4-9に示します．

■ 座り込み時の体重心

上方向を座標軸の正とすると，座り込みのときの体重心は常に下向きに動

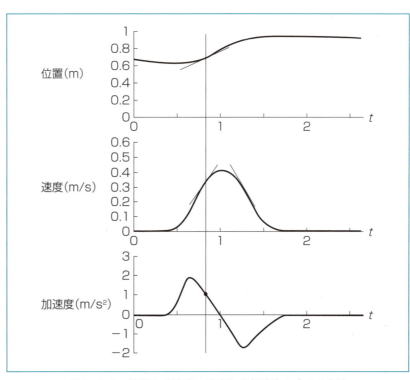

図I-4-8　位置から速度，速度から加速度を求める方法

第Ⅰ部　立ち上がり動作の分析

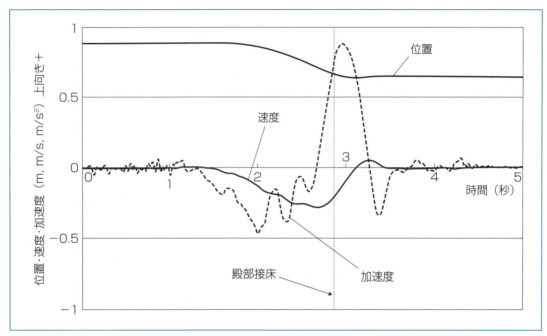

図Ⅰ-4-9　座り込み時の上下方向体重心位置，速度，加速度

■ 座り込みの初期
■ 動作中の中間点

いているので体重心速度は負になります．また，座り込みの初期には下向きの速度が徐々に増加していくので，加速度は負になります．動作の中間点を過ぎると，今度は下向きの速度は徐々に小さくなっていきます．動作の中間点ではそれ以上の速度の増減は一瞬なくなるので，加速度はゼロになります．後半では下向きの速度をゼロまで戻す必要があるので，加速度は正となります．

3 床反力と体重心の加速度

■ 床反力と重力

■ 重力加速度
■ 体重と質量

■ 力の合成力

■ 反力の合成力
■ 床反力上下方向成分と重力の合成力の大きさ

立ち上がりの最中に身体にはどんな力が外部から作用するのでしょうか．答えは，床反力と重力です．体重 60 kg の身体には約 600 N の重力が下向きに作用しています．ここでは，とりあえず体重の数値に 9.8（約 10）をかけると力（N：ニュートン）になると考えてください．9.8 は重力加速度の 9.8 m/s² からきています．体重 60 kg の身体の質量は 60 kg です．体重と質量は本来別の概念なのですが，ここでは概念の説明については割愛します．このときの床反力は，座面下の反力と床面の左右足の反力，すなわち身体が接するすべての部分からの力の合成力を考えてください．

簡略にするために，まず上下方向のみについて考えます．図Ⅰ-4-10 をみてみましょう．矢状面の上下方向床反力を（f_{cz}）と表します．この床反力は座面と床面の反力の合成力です．重力は常に鉛直・下向き・一定なので，この力は z 方向に -600 N と表現できます．したがって，身体に作用する床反力上下方向成分と重力の合成力の大きさは（$f_{cz}-600$）です．静止時には床反力と重力がつり合っているため，

$$f_{cz} - 600 = 0$$

となります．

■ 加速度の大きさ

物体に力が作用すると，物体にはその方向の加速度が生じます．加速度の大きさ a は作用する力 f を物体の質量（M）で割ったものです．すなわち，

$$a = f/M$$

■ 身体に加わる力の上下方向成分

身体に加わる力の上下方向成分 f_z は，

$$f_z = f_{cz} - 600$$

■ 床反力と体重心の加速度との関係

なので，立ち上がるときの身体の体重心上下方向加速度 a_z と，加わる力の上下方向成分との関係は，

z 方向の体重心加速度 $a_z = (f_{cz} - 600)/M$

となります．ここで，M は体重です．

このとき，床反力が作用したから体重心に加速度が生じたのか，体重心に

第Ⅰ部　立ち上がり動作の分析

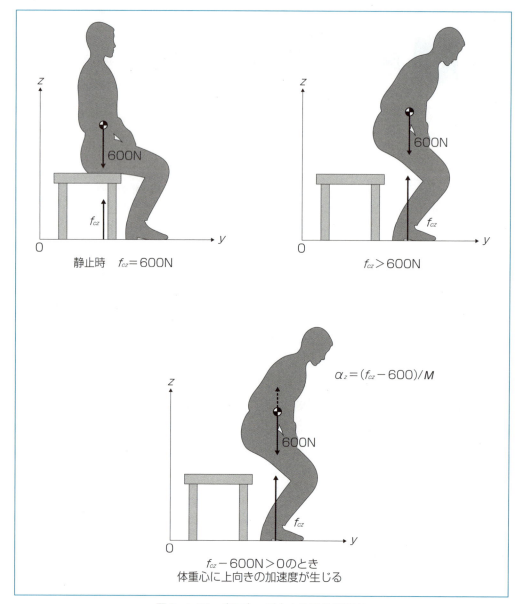

図Ⅰ-4-10　床反力，重力と体重心加速度

　加速度があるから床反力が変動したのかは力学では答えることができません．ただ単に床反力と体重心の加速度との間には，常に上記の関係があることがわかっているだけです．

4 速さを変えた立ち上がり中の体重心加速度

　図Ⅰ-4-11に，立ち上がり動作中の合成床反力上下方向成分から計算したz方向の体重心加速度 $(f_{cz}-600)/M$ と，同じ立ち上がり動作中の身体各部の動きを計測して合成重心を求め，その値を2階微分して求めた体重心のz方向加速度を比較して示します．両者がよく一致することがわかるでしょう．立ち上がりの速さが変わっても体重心移動のパターンは同じなのですが，速い立ち上がりでは時間が短縮されるので，その分，速度も加速度も増加します．

■ 合成床反力ベクトルの長さの変化

　体重心加速度は合成床反力ベクトルの長さに対応します．図Ⅰ-4-1，図Ⅰ-4-2，図Ⅰ-4-3で立ち上がり中の合成床反力ベクトルの長さの変化をみてみましょう．座っている状態では，動きがないので床反力は体重と同じ値です．立ち上がりの最初の時期に体重心は上向きの加速度をもつため，上下方向床反力は増加し床反力ベクトルの長さが増加します．後半では体重心は負の加速度をもつため，床反力ベクトルの長さが短縮します．立ち上がりが終了すると加速度がゼロになるので，床反力は身体に加わる重力すなわち体

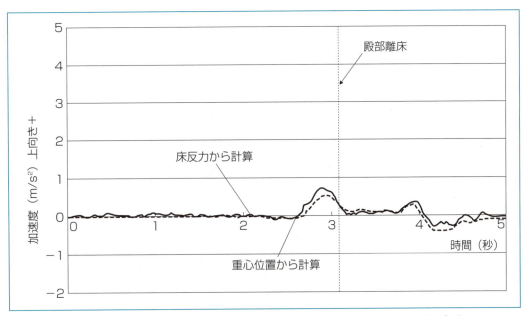

図Ⅰ-4-11a　立ち上がり時の上下方向体重心加速度（ゆっくりした立ち上がり）

第Ⅰ部　立ち上がり動作の分析

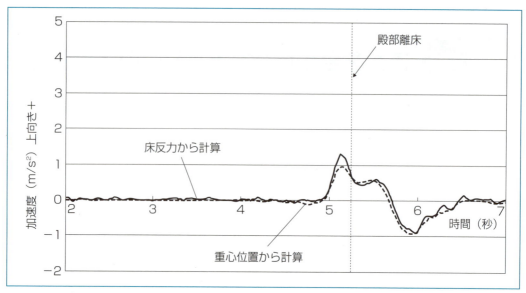

図Ⅰ-4-11b　立ち上がり時の上下方向体重心加速度（普通の速さの立ち上がり）

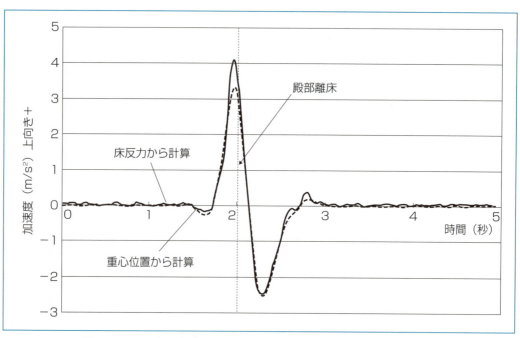

図Ⅰ-4-11c　立ち上がり時の上下方向体重心加速度（速い立ち上がり）

重と同じ値に復帰します．このときの力の変化幅は立ち上がる速さが速いほど大きくなることに着目してください．正確には立ち上がる速さそのものではなく，"立ち上がる速さの変化（すなわち加速度）"が大きいほど床反力の変動幅が大きくなります．

■ 座り込み時の上下方向床反力の変化と体重心の加速度

では次に，図Ⅰ-4-12で立った状態から座り込むときの上下方向床反力の変化と体重心の加速度をみてみましょう．座り込む瞬間に床反力が短縮し，

4. 膝が伸展していく

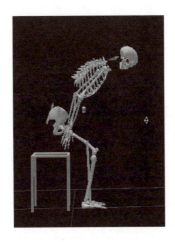

図Ⅰ-4-12　座り込み：合成床反力，体重心

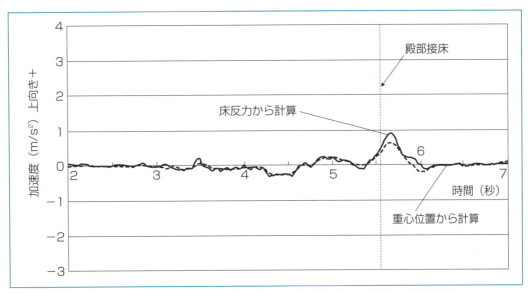

図Ⅰ-4-13a　座り込み時の体重心上下方向加速度（ゆっくりした座り込み）

　殿部が座面に着くころに床反力が長くなることに着目しましょう．これは，立ち上がりのときの床反力と逆の動き方ですが，体重心の加速度と床反力の関係はどちらも同じです．これをグラフに表すと，図Ⅰ-4-13のようになります．

■ 前後・左右方向

　ここでは，上下方向の床反力と体重心の加速度の関係をみましたが，前後・左右方向についても同じことがいえます．ただし，前後・左右方向の動きには重力が関係しないので，床反力の大きさそのものによって体重心の加速度が決まります．すなわち，$a_x = f_{cx}/M$, $a_y = f_{cy}/M$です．

　図Ⅰ-4-14，図Ⅰ-4-15に，普通の速さで立ち上がったときの前後方向と左右方向の床反力から計算した体重心加速度と，身体各部の動きから計算した体重心加速度を示します．前後方向では，両者がほぼ一致することがわか

第Ⅰ部 立ち上がり動作の分析

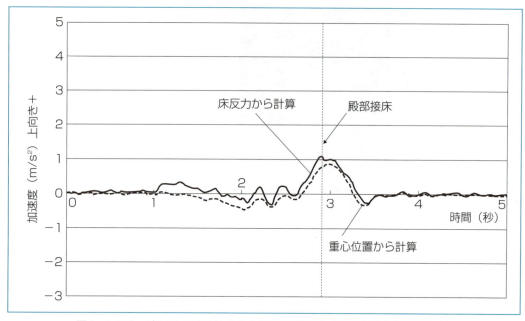

図Ⅰ-4-13b　座り込み時の体重心上下方向加速度（普通の速さの座り込み）

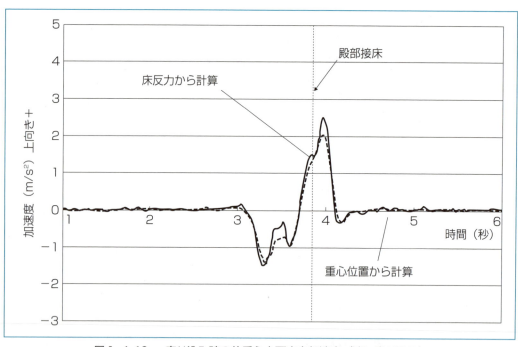

図Ⅰ-4-13c　座り込み時の体重心上下方向加速度（速い座り込み）

ります．また，左右方向のグラフから立ち上がり中は左右方向の加速度がほとんどゼロであることがわかります．

4. 膝が伸展していく

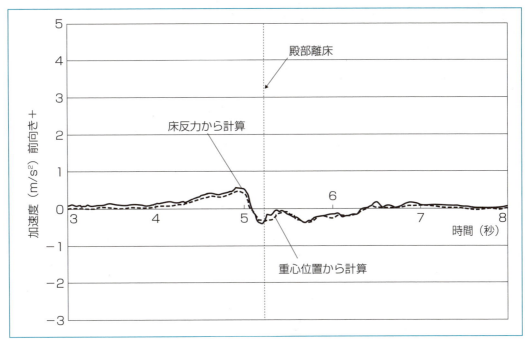

図Ⅰ-4-14　立ち上がり時の前後方向体重心加速度

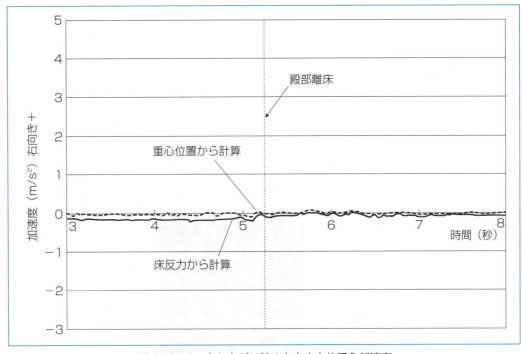

図Ⅰ-4-15　立ち上がり時の左右方向体重心加速度

5 体幹を直立させて立ち上がるとどうなるでしょう

1 体幹直立で立ち上がると

体幹を直立させて立ち上がるとどうなるでしょう．体幹を直立させて立ち上がるとどんなことが起きるか，実際に試してみましょう．立ち上がったときの感想はどうですか？

■ 体幹直立の状態

図Ⅰ-5-1のように，下腿を垂直にして体幹を直立した状態では，膝に力が入らずに立ち上がることができません．この状態で立ち上がるには，足を椅子の下で後方にずらして殿部の下にもってくる必要があります．腹部を前に突き出し，骨盤を前傾させて体重心を極力前方に移動させます．立ち上がりの最中には，膝関節には大きな筋力が必要になることが実感されるでしょう．

■ 膝関節に必要な筋力

体幹を前傾できないと，通常の位置においた足部の基底面上に体重心をもってくることができないので，足部をあらかじめ後方に引いておかなければなりません．ここで着目したいのは，体幹を直立した場合には膝関節に必要な筋力が増加することです．このことをもっと定量的に観察してみましょう．

■ 床反力ベクトル

図Ⅰ-5-2と図Ⅰ-5-3をみながら，普通に立ち上がる場合と体幹を直立にした場合とで，床反力ベクトルと膝の位置に関連して何か違いがあるか観察してみましょう．この場合の床反力ベクトルは左右の足それぞれに加わる床反力です．普通に立ち上がる場合は，床反力ベクトルが膝の後方近くを通り

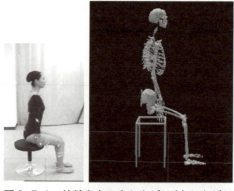

図Ⅰ-5-1 体幹直立の立ち上がり（立ち上がれない）

5. 体幹を直立させて立ち上がるとどうなるでしょう

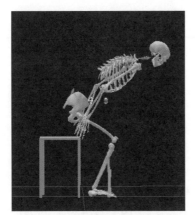

図Ⅰ-5-2　普通の立ち上がり：
　　　　左右足の床反力

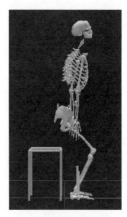

図Ⅰ-5-3　体幹直立の立ち上がり：
　　　　左右足の床反力

ますが，直立の場合は膝の大きく後方を通ることがわかります．

■ 床反力ベクトルと筋力　　床反力ベクトルが膝の近くを通るとき，膝には大きな筋力が発揮されていないと考えられ，遠くを通れば通るほど膝には大きな筋力が発揮されていると考えられます．このことは足関節や股関節にもあてはまります．体幹を直立させると床反力ベクトルが股関節の近くを通るようになるので，膝関節とは逆に，立ち上がるときに股関節には大きな筋力が必要でなくなります．

2 関節モーメントとは何か

このことをよく理解するために"関節モーメント"の概念を学習しましょう．わかりやすい例として，図Ⅰ-5-4 のように肘を 90°に屈曲し，上腕二頭筋で重さ 3 kg のダンベルを支える状態を考えます．正確にいうと，このときはダンベルにかかる重力の他に前腕と手部に加わる重力も負荷となりますが，ここでは省略します．肘関節を支点として，ダンベルには 30 N の重力が作用しています．この場合の重力による力のモーメントのモーメントアームは，肘関節から重力の作用線までの距離で 0.3 m です．したがって，ダンベルの重力による力のモーメントは，肘関節を時計回りに伸展させる方向で

■モーメントアーム

$$30\,\text{N} \times 0.3\,\text{m} = 9\,\text{Nm}$$

となります．

これにつりあうために，上腕二頭筋は反時計回りに 9 Nm のモーメントを発揮する必要があります．このときの上腕二頭筋が発生するモーメントのように，筋力が関節を回転させる力のモーメントを関節モーメントとよびます．筋の付着位置のデータから，上腕二頭筋の肘関節まわりのモーメントアームを 0.05 m とすれば，9 Nm のモーメントを発生するには

■関節モーメント

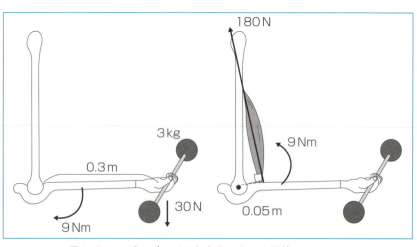

図Ⅰ-5-4　手でダンベルを支えるときの関節モーメント

$9\ \text{Nm}/0.05\ \text{m} = 180\ \text{N}$

の筋張力が必要であることがわかります．

■ 筋張力

筋張力はそのまま直接的に身体外に作用することはけっしてなく，この場合のように必ず骨格によって関節モーメントという関節の回転にかかわる作用に変換されます．したがって，身体運動の源泉として筋活動を考える場合，筋張力として考えるのではなく，関節モーメントとしてとらえる考え方が有用です．その関節が発生できる最大の関節モーメントはサイベックス（Cybex®）などのいわゆる筋力計測装置（あるいは筋トルク計測装置）で計測できます．

■ 筋力計測装置

■ 3次元動作分析装置
■ 歩行分析装置

立ち上がり，歩行などの身体運動中の関節モーメントは，3次元動作分析装置や床反力計といった歩行分析装置を用いて計測できます．CG動画に収録されているデータも，これらの装置によって計測されたものです．日常的に"筋力"といったとき，それは筋張力でなく関節モーメントのことを指していることに注意してください．関節モーメントについて詳しく学習したい方は『基礎バイオメカニクス 第2版』（医歯薬出版）を参照してください．

■ 筋力

図I-5-5に，ダンベルの重力をベクトルで示します．肘が90°のとき，このベクトルは肘から最も遠い場所を通ります．したがってモーメントアームが大きいので，肘に対する重力のモーメントが最も大きくなります．これにつりあうために，筋による関節モーメントが最も大きくなります．肘を伸展していくと，ベクトルが徐々に肘の近くを通るようになります．したがって関節モーメントも小さい値でよくなってきます．このように，関節モーメントの大きさは，ダンベルの重力ベクトルのような身体に対する負荷のベクトルが着目している関節からどれくらい遠くを通るかでおおよそ判断できます．

■ 重力のモーメント

■ 関節モーメントの大きさ

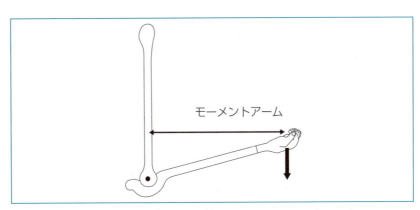

図I-5-5　手でダンベルを持ったときのモーメントアーム

3 立ち上がり時の関節モーメント

■ 床反力，重力，慣性力

　本題に戻って，立ち上がりの場合の膝に必要な関節モーメントは何で決まるのでしょうか．ダンベルを手先で持つ場合と同様に，膝関節から先の部分に加わる外力が負荷になるので，ここでは足に加わる床反力および足部と下腿部の重力と慣性力です．重力も慣性力も質量に比例しますが，足部と下腿部の質量は比較的小さいのでこれらを無視すると，この場合に最も重要な負荷は床反力となります．床反力ベクトルが膝から離れたところを通るとき，大きな膝の関節モーメントが必要になります．

■ 床反力ベクトル

■ 右脚・左脚の負荷

　ここで注意しなければならないのは，ここで扱う床反力ベクトルは先に述べた座面と床面の合成床反力ではなく，床面から足底に加わる床反力のみとなります．さらに，右脚の負荷となるのは右足の足底に加わる床反力，左脚では左足の足底に加わる床反力です．立ち上がり動作は左右脚の動きがほぼ対称なので大きな問題はありませんが，歩行などのときにはこのことに注意する必要があります．立ち上がり動作中は床反力ベクトルが常に膝関節の後方を通るので，床反力は膝関節を屈曲させる方向に作用します．これに対し

■ 膝関節伸展筋

て，膝関節伸展筋が伸展方向の関節モーメントを発生します．そして足底に加わる床反力ベクトルが膝関節から離れれば離れるほど，膝関節には大きな伸展方向の関節モーメントが必要になります．

■ 床反力ベクトルと関節の位置関係

　関節モーメントは，床反力ベクトルと関節間の距離だけでなく，床反力ベクトルの大きさの影響を受けます．床反力ベクトルと関節の位置関係が同じ場合には，床反力ベクトルの長さが長いほど，すなわち床反力が大きいほど関節モーメントは大きく，関節における負担が増えます．

■ 関節モーメントの計算結果

　図Ⅰ-5-6に，体幹を前傾させて立ち上がった場合と体幹直立で立ち上がった場合の股関節，膝関節，足関節の関節モーメントの計算結果を示します．関節モーメントの極性は重力に抗する方向を＋としています．すなわち，股関節伸展＋，膝関節伸展＋，足関節底屈＋です．前に述べたように，関節モーメントは着目する関節の位置と床反力ベクトルの関係と床反力の大きさ

■ 重力，慣性力の影響

でほぼ説明できますが，実際の計算は重力や慣性力といった力の影響も考慮して行います．重力や慣性力を知るためには，個々の節の質量や質量中心位

■ 身体パラメータ

置などの身体パラメータも必要です．詳しくは『基礎バイオメカニクス 第2版』をみてください．

5. 体幹を直立させて立ち上がるとどうなるでしょう

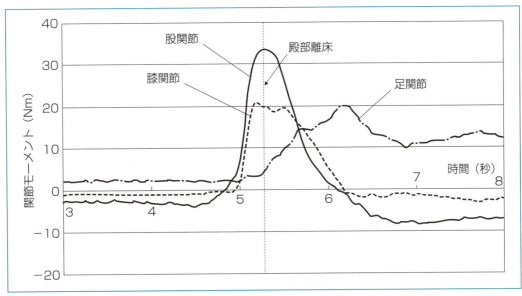

図Ⅰ-5-6a　立ち上がり時の関節モーメント（体幹前傾の立ち上がり）
（股関節伸展＋，膝関節伸展＋，足関節底屈＋）

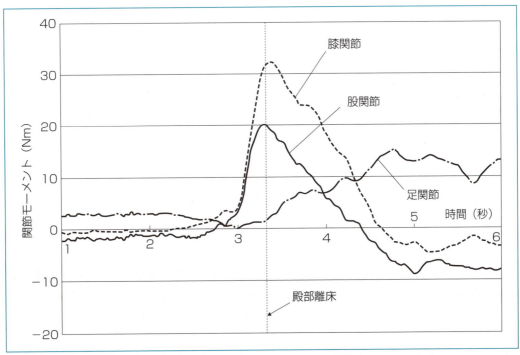

図Ⅰ-5-6b　立ち上がり時の関節モーメント（体幹直立の立ち上がり）
（股関節伸展＋，膝関節伸展＋，足関節底屈＋）

43

第Ⅰ部　立ち上がり動作の分析

■ 股関節・膝関節モーメント
　図Ⅰ-5-6より，股関節と膝関節モーメントは，殿部離床から体をもち上げていく間は伸展方向に働いていることがわかります．このことは，立ち上がり中は膝と股関節の伸展筋が優位に働いていることを示します．体幹直立のときは膝関節モーメントが大きく，体幹を前傾する普通の立ち上がりでは股関節モーメントが大きい値を示します．両方の条件で実際に立ち上がってみてこのことを実感してみましょう．

■ 各関節の役割
■ 股関節・膝関節伸展モーメント
　図Ⅰ-5-6から，立ち上がりにおける各関節の役割について考えてみましょう．殿部離床の直前から股関節，膝関節は徐々に大きくなる伸展モーメントを発生します．床反力ベクトルは常に股関節の前方，膝関節の後方を通るため，足部の荷重の増加に伴って股関節と膝関節の伸展モーメントが増加します．殿部離床前後に股関節と膝関節の伸展方向の関節モーメントは最大値をとります．股関節と膝関節のうち，どちらの関節モーメントが大きいかは体幹前傾の程度によって決まります．これらのことから，殿部を座面から離して体重心を上方にもち上げていく作用は，主に股関節と膝関節の伸展筋の役割であることがわかります．足関節は殿部離床から徐々に底屈モーメントを発生しますが，股関節，膝関節のように急激なピークは示しません．足関節底屈モーメントは立位の期間まで続きます．このことから，立ち上がりにおける足関節の役割は，股関節と膝関節の伸展筋によって体重心をもち上げていく期間に，床反力ベクトルの作用点位置を基底面内でコントロールしてバランスを保つことであると考えられます．

■ 足関節底屈モーメント

■ 股関節モーメントの求め方
■ 足底の床反力
■ 座面反力と足下の床反力
　ここで，股関節モーメントの求め方について補足説明します．関節モーメントは対象とする関節より遠位の部分に加わる負荷によって計算されます．膝関節と足関節については，重力と慣性力を無視すると，立ち上がり全般を通じて遠位部分に作用する負荷は足底の床反力だけです．しかし，股関節については立ち上がり前半の殿部が座面に接している時期には大腿部が座面からの反力を受けています．したがって，この時期の股関節モーメントは座面反力と足下の床反力の両方を考慮して計算する必要があります．図Ⅰ-5-6に示した股関節モーメントはこのようにして計算した値です．

■ 内部の力
■ 受動抵抗
■ 協同筋
■ 拮抗筋
　最後に，関節モーメントに関する重要な補足説明をします．運動分析の手法では，床反力や重力，慣性力といった外部から計測できる力を用いて，内部の力がこれにつりあっていることから関節モーメントを求めます．この内部の力には，筋力だけでなく靱帯や関節包といった受動的な抵抗も含まれます．関節モーメントの結果から筋力とそれ以外を分離して考えることはできません．また，筋力だけを考えても関節モーメントはある関節まわりに働く筋力の回転作用の総和ですから，いくつかの筋が同時に活動しているときにはその総和になります．図Ⅰ-5-7bのように協同筋が働いている場合には関節モーメントは和となり，図Ⅰ-5-7cのように拮抗筋が働いている場合には関節モーメントは差となります．個々の筋の活動を知る方法に筋電図があり

5. 体幹を直立させて立ち上がるとどうなるでしょう

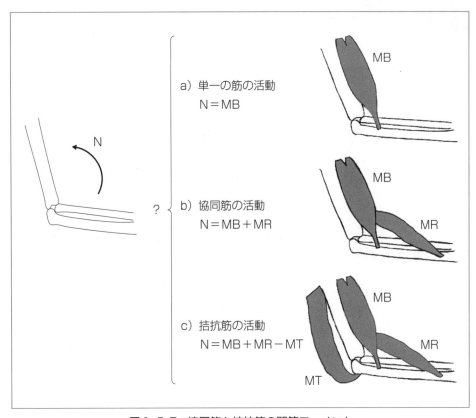

図 I-5-7　協同筋と拮抗筋の関節モーメント

■ 筋電図　　　　　　ます．筋電図から個々の筋の活動がわかりますが，動作中の筋電図からは筋の活動量を定量的に知ることは困難です．関節モーメントと筋電図の計測値を併用することによって，動作中の個々の筋の活動をある程度定量的に知ることができます．

6 体幹を直立に戻す

殿部が座面を離れてから膝が伸展していきます．このとき同時に，前傾した体幹を直立に戻します．このことについて考えてみましょう．

図Ⅰ-6-1のように，体幹を前傾したままで膝を伸展させると，体幹がどんどん前方に移動して，重心が足部の基底面から出てしまいます．体幹を直立に戻す理由は，重心を基底面の上方においておきたいからです．

このとき，体幹を前傾で保持している関節モーメントと，股関節から大腿部に作用している関節モーメントの間に興味ある関係があります．図Ⅰ-6-2をみてください．身体を股関節で上下2つの部分に分けて，それぞれに加わる外力を考えます．まず，体幹を前傾で保持している関節モーメントを考えてみましょう．股関節より上の体幹には質量の大きな体幹に対する重力が加わります．体幹の質量を M_1 として，重力の作用線が股関節から d_1 の位置にあるとすると，体幹を保持するには $M_1 d_1$ の関節モーメントが必要です．立ち上がり中の体幹を保持するモーメントを実測すると，図Ⅰ-6-3の破線のようになります．

注：CG動画では，図Ⅰ-6-3のグラフは体幹モーメントと股関節モーメントの2つに分かれています．

■ 体幹を直立に戻す理由
■ 体幹前傾のモーメント
■ 体幹を保持する関節モーメント

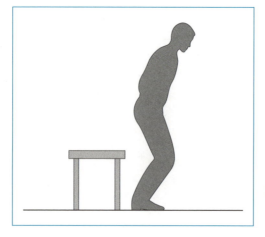

図Ⅰ-6-1 体幹直立のままで膝を伸展すると倒れる

6. 体幹を直立に戻す

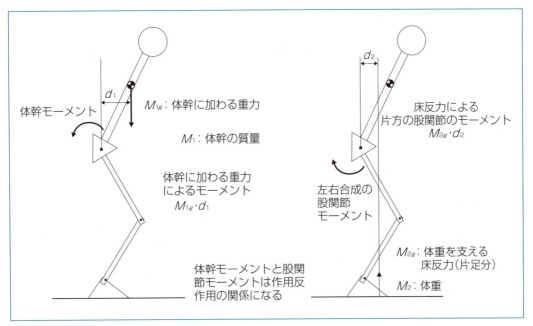

図Ⅰ-6-2　体幹と股関節のモーメント

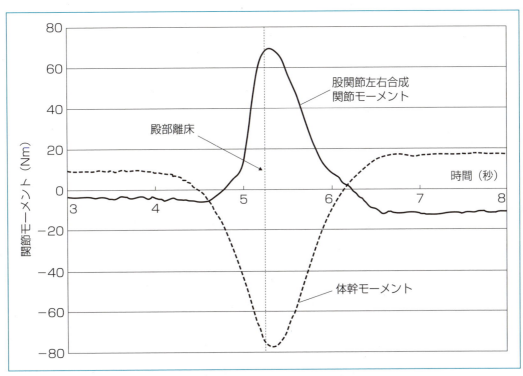

図Ⅰ-6-3　立ち上がり時の体幹と股関節の関節モーメント
（股関節伸展＋，体幹前屈＋）

■ 股関節モーメント

次に，股関節から下の部分を考えると，股関節から大腿部に作用する股関節モーメントは，足部にかかる床反力と大腿部・下腿部・足部の質量，重心位置などを考慮に入れて計算することができます．概念図を図Ⅰ-6-2に示します．これを図Ⅰ-6-3の実線で示します．図は右脚と左脚の股関節モーメントの和です．これを先ほどの図と比較すると，互いに符号が反対でほぼ同じ大きさであることがわかります．

■ 反作用

体幹と大腿部は股関節で連結されているわけですから，互いに方向が逆で大きさの等しい関節モーメントが反作用として作用しています．したがって体幹を無視して勝手な関節モーメントを大腿部に作用させるわけにはいかないのです．このことによって，立ち上がり中の体幹が徐々に直立に戻ることが説明できます．股関節を伸ばすために大腿部に伸展モーメントを作用させるには，まず体幹を前傾させる必要があったわけです．体幹を直立に戻すに伴って伸展モーメントも小さくなります．

■ 伸展モーメント

■ 股関節まわりの体幹と大腿部のモーメントの関係

股関節まわりの体幹と大腿部のモーメントの関係は，立ち上がりの前半でも同様です．立ち上がりのはじめには，まず体幹が前傾していきます．前傾の後半には過度の前傾を止めるために股関節まわりで体幹後傾方向のモーメントが働きます．このモーメントは大腿部には伸展方向のモーメントとして働き，殿部離床に役立っているのです．

7 立位の保持

- ■ 体重心位置の変動
- ■ 床反力作用点

立ち上がって立位を保持している状態を考えましょう．図Ⅰ-7-1 破線は立位時の体重心位置前後方向の変動です．図Ⅰ-7-1 実線は同じく，左右合成の床反力作用点の軌跡です．作用点の変動は体重心の変動よりも大きいことがわかります．このデータは立位の特性を際だたせるため，わざと前後左右に体重心を移動させたものです．

図Ⅰ-7-2 は，体重心と床反力作用点の時間に対する変動を棒で表示した

- ■ 体重心の変動

ものです．棒の上端の赤い球は体重心，棒の下の青い球は左右合成の床反力作用点です．白い点は左右おのおのの床反力作用点です．前後左右とも体重心が変動すると床反力作用点が先回りをして，体重心をもとの位置に戻そうとします．手のひらで野球のバットを立ててバランスをとって遊んでいる様子を想像してください．逆に，体重心が動かずに床反力作用点だけが動くと，

- ■ 重力のモーメント

体重心と床反力作用点との間に位置の不一致が起き，重力のモーメントが生じて，体重心が動きはじめてしまいます．体重心と床反力作用点が一致していれば，外から静止状態を乱すような力が加わらない限り，静止状態が保た

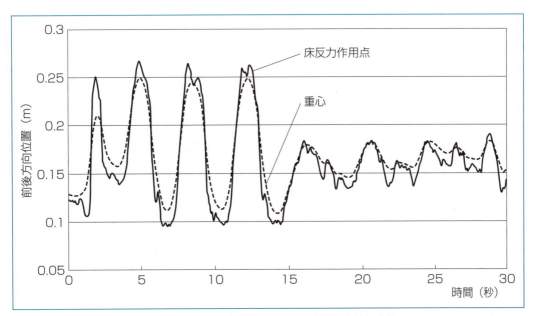

図Ⅰ-7-1　立位時の体重心・床反力作用点前後位置

第Ⅰ部　立ち上がり動作の分析

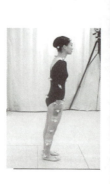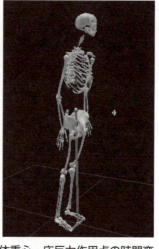

動きの後半で身体を左右に動かしたときに，片方の足の床反力作用点が足底からはずれる場合があります．床反力作用点の位置は，その足の床反力上下方向成分を用いて計算されますが，床反力が小さいときには誤差が大きくなります．床反力作用点が足底から大きくはずれるときは，その足にほとんど荷重が加わっていないことを示しています．

図Ⅰ-7-2　立位時の体重心・床反力作用点の時間変化

■ 体重心を支える点
■ 床反力によって支えられる点

れます．体重心と床反力作用点が不一致だと，ますますこの不一致が増大する方向に体重心が動きます．床反力作用点は体重心を支える点，体重心は床反力によって支えられる点なのです．

立位時に体重心が基底面外に出てしまうと，取り返しのつかない転倒状態になります．体重心が基底面内にある場合は，床反力作用点を先回りさせ体重心の動きにブレーキをかけることが可能なこともありますし，ブレーキをかけても間に合わずに，体重心が基底面外に出てしまうこともあります．

■ 筋活動

床反力作用点を移動させるのは筋活動の役目です．左右方向では体幹，股関節内外転，足関節内外反に関係する筋や靱帯，前後方向では体幹，股関節屈伸，足関節底背屈に関係する筋や靱帯がその役目を担っていると思われます．身体は視覚，三半規管，筋の固有感覚，足底の圧感覚などのフィードバックによって体重心の位置を感知し，この位置を常に好ましい位置に保持すべく筋に指令をだしています．この指令が，床反力作用点の変動に反映しているわけです．

■ フィードバック

■ 立位時の基底面

立位時の基底面は足の踵からつま先までの領域で，合成床反力作用点が存在できる領域であると表現できます．これを矢状面でみると図Ⅰ-7-3のように足の接地面はすべて基底面といえます．立っているときには左右の足底が床に接地しています．それぞれの足底に床反力作用点があると考えると，両者を合成した合成力の作用点は両方の作用点を結ぶ線上にあり，両者の支持の割合によって左右のどちらかに寄った位置に決まります．たとえば，左足の荷重が大きいとき合成作用点は左寄りに，右足の荷重が大きいときは右寄りになります．すなわち，左右の支持の割合を任意に加減すれば，左右の作用点を結ぶ線上の任意の位置に合成作用点をもってくることができます．

7. 立位の保持

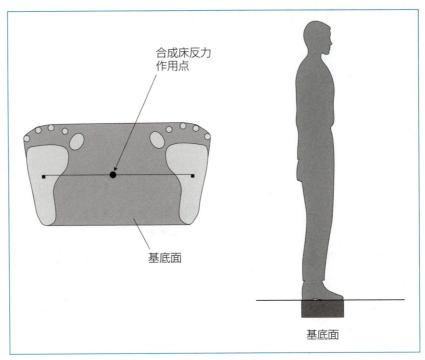

図Ⅰ-7-3 立位時の基底面

■ 閉曲線　　　このようにして合成作用点を，接地図形に外接する曲線がつくる閉曲線，すなわち基底面内の任意の場所にもってくるのです．

8 座り込みの観察

1 立ち上がりと座り込みの筋活動

いままでは立ち上がり動作をみてきましたが，次に逆方向の座り込みを観察してみます．図Ⅰ-8-1をみてみましょう．座り込みは立ち上がりとおおむね逆の経路をたどります．

■ 座り込みの関節角度
■ 関節モーメント

立ち上がりと座り込みのときの関節角度を図Ⅰ-8-2に，関節モーメントを図Ⅰ-8-3に示します．膝関節と股関節の関節角度は立ち上がりのときと逆方向の動きを示します．関節モーメントは立ち上がりと比較して値の大きさはおおむね同じです．

■ 筋の活動

図Ⅰ-8-2と図Ⅰ-8-3を比較して，立ち上がりと座り込みの筋の活動について考えてみましょう．立ち上がり時に膝関節は伸展方向の関節モーメントを発生しながら伸展していきます．立ち上がり時の膝の伸展に直接関与するのは大腿四頭筋や広筋などの膝関節伸展筋群です．立ち上がり動作中にはこれらの筋が短縮して膝が伸展していきます．このように筋が活動をして，筋長が短縮する場合，短縮性収縮あるいは求心性収縮をしているといいます．

■ 膝関節伸展筋群

■ 短縮性収縮，求心性収縮

■ 関節角度の変化

一方，座り込みのときには関節モーメントの方向は立ち上がりと変わらないのですが，関節角度の変化は逆方向になります．立ち上がりのときには膝は伸展しながら伸展モーメントを発生していましたが，座り込みのときは徐々に屈曲しながら伸展モーメントを発生しています．すなわち座り込みのときの膝関節は，何もしないと座面に向かって急激に落下してしまう体重心の動きに制動をかけているのです．このとき，膝関節伸展筋群は短縮するの

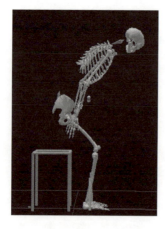

図Ⅰ-8-1　座り込み：左右足の床反力，体重心

8. 座り込みの観察

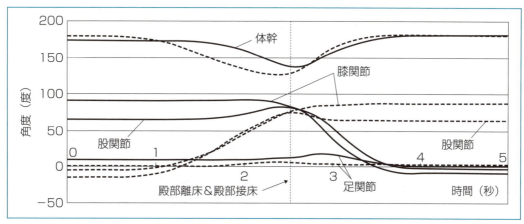

図Ⅰ-8-2　立ち上がりと座り込みのときの関節角度
実線：立ち上がり，破線：座り込み
（体幹後傾＋，股関節屈曲＋，膝関節屈曲＋，足関節背屈＋）

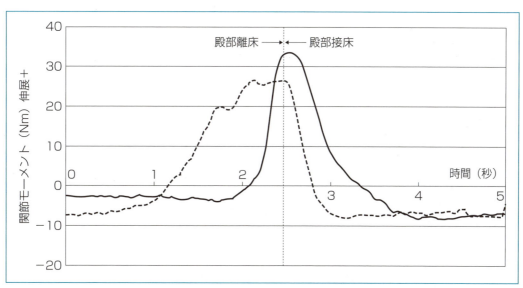

図Ⅰ-8-3a　立ち上がりと座り込みのときの股関節モーメント
実線：立ち上がり，破線：座り込み

■ 伸張性収縮，遠心性収縮

ではなく逆に伸張されます．このように筋が伸張しながら活動する様式を，伸張性収縮あるいは遠心性収縮といいます．

第Ⅰ部 立ち上がり動作の分析

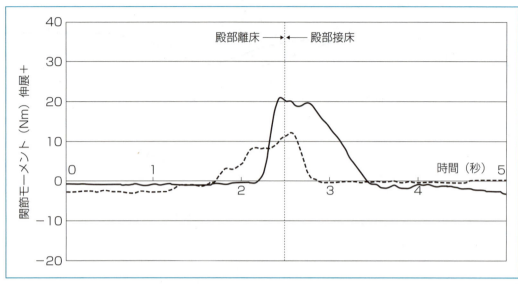

図Ⅰ-8-3b　立ち上がりと座り込みのときの膝関節モーメント
実線：立ち上がり，破線：座り込み

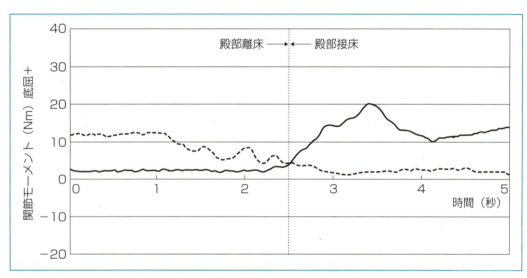

図Ⅰ-8-3c　立ち上がりと座り込みのときの足関節モーメント
実線：立ち上がり，破線：座り込み

2　力学的エネルギーとは

初

　立ち上がりと座り込みでのエネルギーについて考えます．その前にまず，力学的エネルギーについて説明します．

■ 力学的仕事

　物体に外部から力が加わった状態で物体が移動したとき，移動方向への力の成分と移動距離との積を"力学的仕事"といいます．このとき力に注目して，これを"その力がなした仕事"と表現します．たとえば，図Ⅰ-8-4に示すように，2人の人が押しくらまんじゅうをしているとき，Aが力f_aを加えて距離dを稼いだとすると，力f_aは$f_a×d$の仕事をしたといいます．一方，Bはほぼ同じ力f_bを加えながら，じわじわとdだけ押されるので$-f_b×d$だけ仕事をした，あるいは$f_b×d$だけ仕事をされたといいます．

　重さ10 kg（正確には質量10 kg）の物体を下から100 Nの力で支えてゆっくりとh [m]だけ上方にもち上げたとします．上記の定義に従って，この力は重力に逆らって100 [N]×h [m]の仕事をしたことになります．力学の考え方では，物体が外部から仕事をされると，物体の力学的エネルギー状態がその分だけ増加すると考えます．力学的エネルギーの単位はJ（ジュール）

■ J（ジュール）

です．この場合，物体はもち上げられる前に比べてエネルギーが$100×h$ [J]増加したことになります．このエネルギー増加は高さがhだけ上昇したことによるエネルギー増加なので，これを位置エネルギーとよびます．一般的に

■ 位置エネルギー

は，高さhの場所にある質量mの物体は，高さゼロの場所にある物体よりmghだけ位置エネルギーが高い，あるいはこの物体の位置エネルギーはmgh

■ 重力加速度

である，といいます．gは重力加速度（9.8 m/s^2）です．

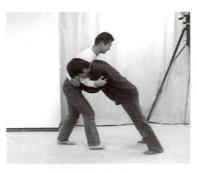

図Ⅰ-8-4　荷物（人間）を押す

3　立ち上がりと座り込みのエネルギーの増減

■ 身体の位置エネルギー

　図Ⅰ-8-5をみてみましょう．立ち上がり前の体重心の高さをh_1，立ち上がったあとの体重心の高さをh_2とすると，立ち上がり動作によって身体の位置エネルギーが$mg(h_2-h_1)$増加したことになります．立ち上がりでは主に膝関節と股関節が，伸展しながら伸展モーメントを発生しています．このことは，立ち上がりによって膝関節と股関節の伸展筋群が重心を上方にもち上げたと考えることができます．このように，筋が外部に向かって仕事をするときに，筋は力学的エネルギーを発生したといいます．

■ 力学的エネルギーの発生

■ パワー

■ 関節の角速度

■ W（ワット）

　図Ⅰ-8-6は，立ち上がり動作中に筋が発生する時間あたりのエネルギーを示します．時間あたりのエネルギーはパワーという概念で，関節モーメントの値に関節の角速度をかけて求められます．パワーの単位はW（ワット）です．立ち上がり動作中に膝関節は伸展しながら伸展モーメントを発生し，モーメントの方向と運動の方向（すなわち角速度）が同じになります．したがって，両者の積であるパワーは正の値となります．図Ⅰ-8-6をみますと，

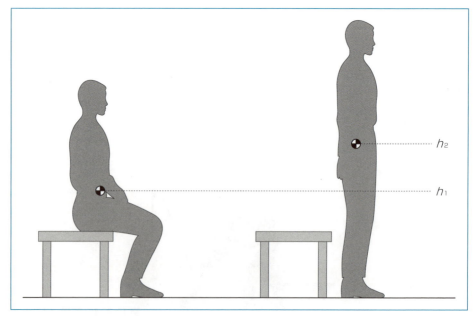

図Ⅰ-8-5　座位と立位の体重心位置

8. 座り込みの観察

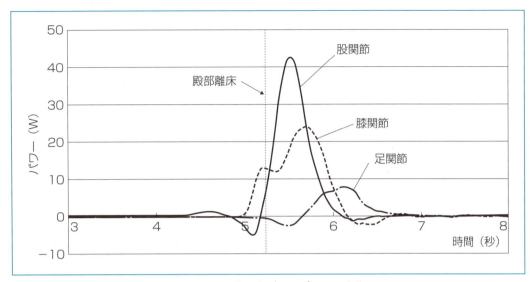

図I-8-6　立ち上がりのパワーの変化

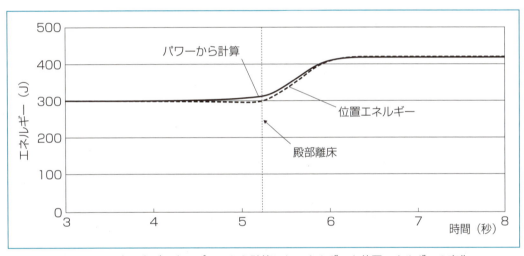

図I-8-7　立ち上がり中のパワーから計算したエネルギーと位置エネルギーの変化

　立ち上がりでは，膝関節と股関節で大きなパワーを発揮して体重心をもち上げていることがわかります．3つの関節について立ち上がり開始から終了までのパワーのグラフによって囲まれる部分の面積を計算して，左右各関節の面積を足し合わせると，立ち上がり動作によって増加した位置エネルギーにほぼ相当します．この操作は数学的にいうと積分になります．

■ 積分
■ パワーの積分値
■ 位置エネルギーの変化

　図I-8-7に，このようにして求めた左右3関節のパワーの積分値と，位置エネルギーの変化を示します．パワーの積分値の合計とエネルギーがほぼ一致していることがわかります．ただし，ここで示したパワーの積分値には下肢3関節だけでなく，体幹や首で発生したパワーも含めて計算してありま

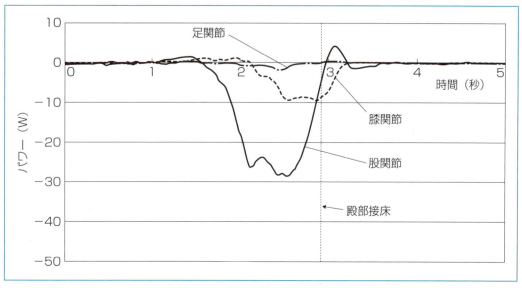

図Ⅰ-8-8　座り込みのパワーの変化

■ 筋の遠心性収縮

■ 力学的エネルギーの吸収

■ 筋が吸収するパワー

■ パワーの合計とエネルギー

■ 筋の等尺性収縮

■ 生理的負担と機械的負担

■ 筋のエネルギー吸収

す．また，このグラフから，エネルギーの増加には，股関節と膝関節が大きく関与していることがわかります．

　座り込みのときには，重心は高い位置から低い位置に移動するために，位置エネルギーは減少します．このときの関節の動きと関節モーメントの関係は，膝関節と股関節が徐々に屈曲しながら伸展モーメントを発生しています．このように筋が遠心性収縮をしながらモーメントを発生するときには，モーメントの方向と運動の方向が逆になるので，両者の積であるパワーは負の値となります．パワーが負のときには，筋は力学的エネルギーを吸収したといいます．

　図Ⅰ-8-8は，座り込み動作中に筋が吸収するパワーを示します．膝関節と股関節のパワーの値が大きく，これらの関節まわりの筋が座り込みのときの体重心落下に制動をかけていることがわかります．立ち上がりと同じようにこのグラフの面積を計算して，左右各関節の面積を足し合わせると，座り込みによって減少した位置エネルギーにほぼ相当します．図Ⅰ-8-9に，このようにして計算した左右3関節のパワーの積分値と位置エネルギーの変化を示します．立ち上がりと同様にパワーの合計とエネルギーがほぼ一致していることがわかります．

　ここで示したエネルギーの増減は，筋が外部に対して行う力学的な仕事です．この方法によると，筋の等尺性収縮ではパワーがゼロとなり，筋は仕事をしていないことになります．パワーが大きいとき関節まわりの負担は大きいと考えられますが，生理的負担と機械的負担は必ずしも一致しないことに注意してください．パワーが負のときに筋がエネルギーを吸収するといっても，内部にエネルギーをため込むのではなく，熱として発散させてしまいま

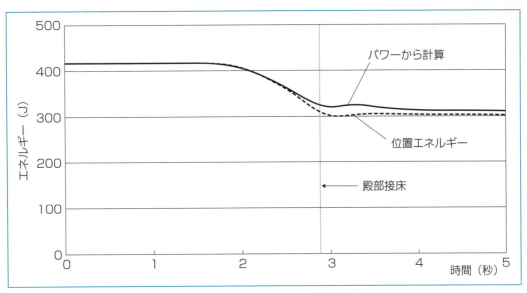

図Ⅰ-8-9　座り込みのパワーから計算したエネルギーと位置エネルギーの変化

す．生理学的には筋のエネルギー吸収もエネルギーを必要とするので，遠心性収縮においても筋はエネルギーを消費します．座り込みのときにも筋はエネルギーを消費しているのです．

9　どうしたら立ち上がりやすいか

1　反動の利用

■ 立ち上がれない足の位置

　立ち上がりやすくするためには，足をあらかじめ後ろに引いておくことが重要でした．何回か立ち上がって足を少しずつ前に出し，ゆっくりと立ち上がったのでは立ち上がれない足の位置をみつけてみましょう．図Ⅰ-9-1をみてください．この状態では，ゆっくりでは立ち上がれません．この状態で素早く動作して，立ち上がってみましょう．

　このときどんな現象が起きているのでしょうか．データをみる前に，自分で何回か立ち上がって，何が起きているか考えてみましょう．体幹を素早く前傾し，この前傾を一気に直立状態に戻すときに膝に力が入りやすい状態に

■ 反動

なっています．体幹を前傾から上方回転に切り替える動作を，一般には"反動"とよんでいます．

■ 重心と基底面の関係

■ 合成床反力ベクトル

　それでは，図Ⅰ-9-2をみてみましょう．反動を利用した立ち上がりで殿部が床面から離れる時点で重心と基底面の関係はどうなっていますか？　重心はこの時点では基底面より後方です．重心が基底面外ですので，ゆっくりと立ち上がったのでは立ち上がれません．合成床反力ベクトルはどうなっていますか？　床反力ベクトルは鉛直でなく後方に傾いています．床反力ベクトルは足部から始まり身体の股関節のほうを向くように傾き，体重心の前方を通っています．逆に，殿部が離れる前の床反力ベクトルは大きく前方に傾き，体重心の上方を通っています．

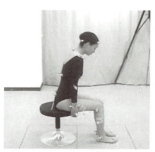

図Ⅰ-9-1　足を前に出した立ち上がり

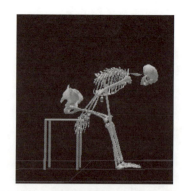

図Ⅰ-9-2　反動を利用した立ち上がり：合成床反力，体重心

9. どうしたら立ち上がりやすいか

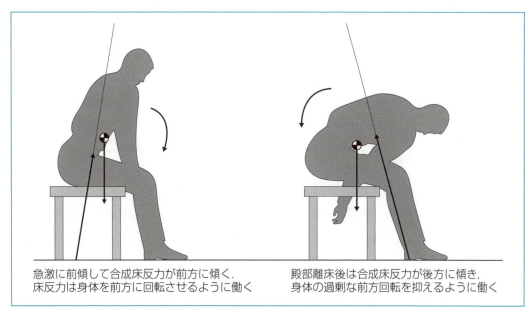

急激に前傾して合成床反力が前方に傾く．床反力は身体を前方に回転させるように働く

殿部離床後は合成床反力が後方に傾き，身体の過剰な前方回転を抑えるように働く

図Ⅰ-9-3　合成床反力が身体の回転に及ぼす作用

■ 体重心まわりの力のモーメント
■ 身体にかかる外力

　このことを頭において，外力による身体全体の回転を考えるために体重心まわりの力のモーメントを考えてみましょう．図Ⅰ-9-3をみてください．身体にかかる外力は重力と床反力だけです．重力は体重心に作用するので，力のモーメントアームがゼロになって，重力のモーメントはゼロになります．したがって，身体に作用する外力のモーメントは床反力のモーメントだけになります．床反力が体重心を貫くと床反力のモーメントもゼロになって

■ 静止状態

身体の回転運動には変化が生じません．静止状態はまさにこの状態でした．床反力が体重心を貫かない場合は，床反力が通る位置に応じて身体の回転運動に変化を与えます．

■ 床反力による回転作用

　それでは，図Ⅰ-9-2をみながら，どのようにしたら床反力ベクトルが傾けられるかを考えましょう．立ち上がり動作のデータをコマ送りで床反力ベクトルの傾きに着目して観察してみてください．まず，勢いよく体幹を前傾すると体重心が前方に加速しますから，床反力は前方向に傾きます．前傾にブレーキがかかるにしたがい床反力の傾きは鉛直に近づきます．床反力が鉛直になっても，なお前傾そのものは継続します．次に，床反力は後ろ方向に傾き始めます．前傾が一瞬止まるころ床反力の後ろ方向への傾きがほぼ最大になります．前傾を止めることは，それまで前方に移動していた体重心を急に止めることになります．これにより体重心に後ろ向きの加速度（すなわち負

■ 後ろ向きの加速度（負の加速度）

の加速度）が与えられます．この動きが床反力ベクトルを後ろに傾かせることになるのです．
　殿部離床前の床反力ベクトルは前方に傾き，体重心の上方を通ります．このことによって身体全体を前方に回転させて，体重心を新しい基底面である

■ 転倒

足底の上にもってきます．しかし，この姿勢で身体の前方回転を続けると転倒してしまいます．そこで，殿部離床後は床反力ベクトルを後方に傾けて体重心の前方を通るようにすることによって，急激に前方に加速されていた身体の動きを止めています．このことを筋の働きでみてみましょう．体幹の前傾に対して背筋の作用で急激にブレーキをかける動作が反動を生み出す動作になります．このとき，体幹にブレーキをかける反動が大腿部を伸展させます．これによって，体重心を基底面外から基底面内に運び込む作用が可能になるのです．

■ 反動を生み出す動作
■ 大腿部の伸展

■ 反動の利用

　反動を利用する立ち上がり方では足が少しくらい前方にあってもよく，また股関節の伸展モーメントが利用できるので，その分，膝関節モーメントが小さくてすみ，かつ短時間で動作が完了するので楽に立ち上がることができます．

2 立ち上がりにくい人のために

■ バランス能力

前節で反動を利用すると，楽に立ち上がれることがわかりました．しかし，反動を利用するには優れたバランス能力が必要なため，高齢者や障害のある人にはむずかしい方法です．そこで，次にこれらの人が楽に立ち上がる方法について考えてみましょう．

1）高い椅子から立ち上がる

■ 位置エネルギーの増加

座位から立位に移るには位置エネルギーの増加が必要でした．高い椅子に座っているときには体重心の位置が比較的高い位置にあるので，立位になるためのエネルギーの増加分が少なくてすみます．したがって，高い椅子ほど楽に立ち上がれることになります．

■ 関節モーメント

関節モーメントの観点から考えると，床反力の作用線が関節から遠い位置にあるほど関節モーメントが大きく，関節の負担が大きくなります．図Ⅰ-9-4 に示すように，低い椅子に座っているときには各関節ともに大きく屈曲していますが，高い椅子では座っているときの関節の屈曲角度が小さくなり

■ 関節の屈曲角度

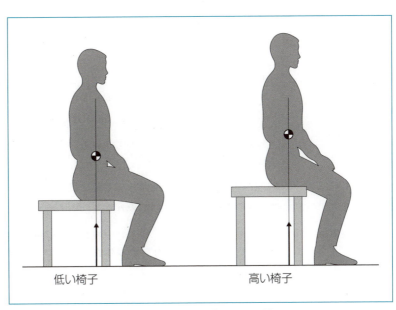

図Ⅰ-9-4　椅子の高さによる違い

ます．この状態から立ち上がると，床反力の作用線と関節の間の距離が小さくてすむので，小さい関節モーメントで立ち上がることができます．また，高い椅子からだと立ち上がりに要する時間も短いため，さらに楽に立ち上がることができます．

2）足を後ろに引く

安全に立ち上がるためには，殿部が椅子から離れる時点で体重心が次の基底面となる足底の上にきていることが重要です．そのためには，立ち上がりの準備段階で足をできるだけ後ろに引いておくことが重要です．

3）適度な体幹の前傾

■ 体重心位置の前方移動
■ 床反力作用点の前方移動

同じ意味で，立ち上がりの準備段階で体幹を前傾すると，体重心を足底の上に楽にもってくることができます．また，体幹を前傾することによって体重心位置が前方に移動し，結果として床反力作用点が前方に移動します．このようにすると，床反力の作用線が膝関節の近くを通るようになるために，膝の負担を軽減することができます．

■ エネルギーの総和

エネルギーの観点からみると，同じ高さの椅子から立ち上がるために必要なエネルギーは，どのような立ち上がり方をしても同じです．すなわち，股関節，膝関節，足関節で発生するエネルギーの総和はどのような立ち上がり方をしても同じになります．体幹を適度に前傾することによって膝関節の負担を軽減して，その分，股関節の負担が増加することになります．同じ大きさの関節モーメントであっても，大きな関節で受け持つほど人間の感じる負担は少なくなります．体幹の前傾は関節の負担を分散することに役立っているのです．

■ 関節の負担の分散

4）手すりの使用

■ 手すりの位置

手すりを使うと楽に立ち上がれることはだれでも知っています．手すりには大きく分けて3種類の位置があります．車いすからの立ち上がりのように下方を押して立ち上がる場合，身体の前方の手すりを使って立ち上がる場合，前方の高い位置にある手すりを引いて立ち上がる場合です．

■ 下方手すり
■ 上方手すり

図Ⅰ-9-5をみてください．下方にある手すりを押す場合には腕が手すりを下に押すので，その反力として腕には上向きの力が加わります．上方の手すりを引く場合には腕が手すりを下に引くために，その反力として腕には上向きの力が加わります．いずれの場合も，外部から腕を通して上向きの力が加わるため，立ち上がり時の身体を上方に引き上げるのを助けることになります．手すりを使うときも，手すりの有無にかかわらず身体全体のエネルギーの増加は同じなので，下肢の負担を上肢で分担することになります．

■ 前方手すり

身体の前方の手すりを使う場合は，立ち上がりの前半では手で手すりを引

9. どうしたら立ち上がりやすいか

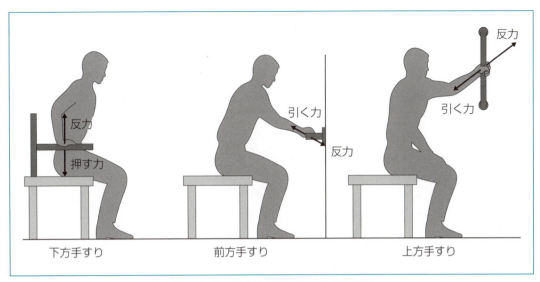

図I-9-5 手すりを利用した立ち上がり

■ 見かけの基底面

くため，手すりからは前下方の力が加わります．この手すりの使い方には別の利点があります．立ち上がりの準備段階で体幹を前傾していくときの見かけ上の基底面を広くすることができるのです．立ち上がりは座位の安定した状態から，足底という狭い基底面の上に体重心をもってくる不安定な状態への移行です．体幹を前傾する動作は前方転倒につながるために，バランス能力の低下した高齢者や障害者にとってはむずかしい動作です．前方の手すりに手をつくことによって見かけ上の基底面が広くなり，バランスがとりやすくなります．立ち上がりの後半では，手すりを押すことによって上向きの力が身体に加わり，下方や上方の手すりと同様に，下肢の負担を軽減することができます．

第Ⅱ部

歩き始めの力学

1 直立時の重心と床反力作用点

■ 重心

■ 直立時の重心

■ 床反力作用点

■ 合成床反力作用点

　歩き始めの話に入る前に，直立して安定した姿勢を保っている状態の力学を復習します．まず，直立時の重心と床反力作用点について考えます．重心（COG：center of gravity）とは身体の質量分布の中心で，姿勢が変われば身体のなかでの重心位置が変わります．図Ⅱ-1-1に示すように，直立時の重心は床面から身長の52〜55％程度の高さにあって，水平面でみると骨盤の中央あたりに位置しています．一方の床反力作用点（COP：center of pressure）は，床と身体との接触面に働く力の分布の中心点で，床反力ベクトルの作用線が床面を貫く点でもあります．両足で床に接している直立時には右足の床反力作用点が1点，左足の床反力作用点が1点ですが，それらを合成した左右合成の床反力作用点を考えることもできます．通常，右の床反力作用点は右足が床に接触している接触面のなかに存在し，左についても同様に左足の接触面のなかに存在しています．しかし合成床反力作用点は，左右の足の真ん中付近で接触面以外の場所にあることが多いのですが，必ず左右の床反力

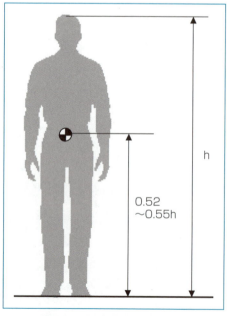

図Ⅱ-1-1　直立時の重心位置

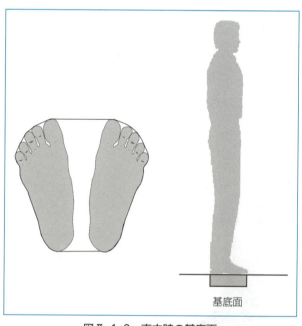

図Ⅱ-1-2　直立時の基底面

1. 直立時の重心と床反力作用点

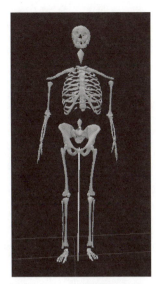

図Ⅱ-1-3　直立姿勢：重心，合成床反力

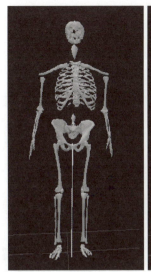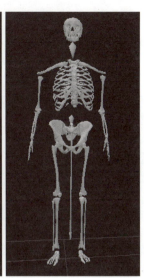

図Ⅱ-1-4　直立姿勢：重心，合成床反力（左図），重力（右図）

■ 基底面

作用点を結んだ線上にあり，左右の足で囲む図形の外に存在することはできません．この図形の範囲のことを基底面と呼びます（図Ⅱ-1-2）．合成床反力は左右の床反力の大きさの割合によって位置が変わります．右足に多く荷重すれば右寄り，左足に荷重すれば左寄りになります．しかし，どんな場合でも基底面の外に出ることはありません．

　わかりやすくするために直立する人体を一個の物体に置き換えて考えると，重心はその物体の代表点とみなすことができます．一方，この物体を支える力の代表点は左右合成の床反力作用点です．物体を支える力，すなわち床反力はこの点を通って身体に作用しています．図Ⅱ-1-3に直立する身体を示します．この図をみながら，重心と床反力ならびに床反力作用点の関係を観察してみましょう．

■ 左右合成の床反力作用点
■ 直立する身体

■ 床反力ベクトル

　まず，床反力作用点が重心のほぼ真下に位置することがわかります．次に合成床反力ベクトルは鉛直に立ち，重心に向かっていることもわかります．読者の皆さんのなかにはこのとき床反力ベクトルの矢印が重心に届いているのか，あるいは届いていないのかが気になる方もいるでしょう．しかし，床反力ベクトルは力のベクトルですから，コンピュータの画面のなかでは確かにある「長さ」があるように図示していますが，これは便宜上，力の大きさを長さに置き換えているにすぎないのです．床反力が大きいときには矢印が長く，小さいときには短くなりますが，だからといって床反力が1mとか2mとかの長さをもっているわけではないのです．したがって床反力が重心に達しているかいないかは意味がありません．この図では矢印の位置と方向に着目して，長さは単に相対的なものと考えてください．

69

第Ⅱ部　歩き始めの力学

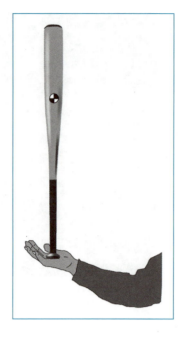

図Ⅱ-1-5　手のひらにバットを載せて
　　　　　バランスをとる

　このように床面上の物体が安定してその姿勢を保っている状態では次のことがわかります．
　1．重心の真下に床反力作用点がある．
　2．床反力ベクトルがほぼ鉛直上向きに立っている．

■直立時の重心に加わる重力

　図Ⅱ-1-4 に直立時の重心に加わる重力も示します．この図では，床反力と重力の大きさと方向をよく観察してください．床反力は重力とほぼ同じ大きさで反対を向き，2つのベクトルの作用線が重なることがわかります．CG動画をさらによく観察すると，直立した静止立位時でも重心位置が微妙に変化していることがわかります．しかし，重力は常に鉛直下向きでいつも全く同じ長さをもっています．一方の床反力作用点は重心よりも動きが大きく，床反力ベクトルの長さと傾きはわずかに変化しています．このときの重心と床反力作用点との関係は，図Ⅱ-1-5 のように野球のバットを手のひらでバランスを取りながら立たせるときの，バットと手のひらの関係にたとえることができます．この関係がどのようにしてできあがったのか，それは次の章で学習しましょう．

■重力

■重心と床反力作用点との関係

2 直立時の関節モーメント

■ 片足ごとの床反力

■ 背屈方向のモーメント

■ 底屈方向のモーメント

■ 足関節モーメント

　前章では身体全体にかかる力の作用に着目しましたが，ここではもっと詳細にみるために片足ごとの力に着目してみましょう．図Ⅱ-2-1によって片足ごとの床反力をみると，床反力作用点は足関節よりも前方を通過していることがわかります．この床反力は，足関節を回転の中心と考えると，つま先部を上方に押し上げる方向，すなわち背屈方向のモーメントを加えていることになります．しかし実際にそうならないのは，足部には下腿部から底屈方向のモーメントが働いてこれに対抗しているからです．実際に足関節の筋による関節モーメントを計算してみると，図Ⅱ-2-2のように確かに底屈モーメントが働いていることがわかります．

　さてここで，横軸に右足の関節モーメントをとり，縦軸には右足の床反力作用点の足関節からの前後方向距離をとってグラフを書いてみました（図Ⅱ-2-3）．足関節モーメントは底屈方向をプラスとします．そうすると右肩上がりの，ほぼ直線とみなせる図形ができました．これは「底屈方向の関節モーメントが増えれば，作用点が前方に移動し」「関節モーメントが減れば，作用点が後方に移動して足関節に近づく」ことを示しています．関節モーメントは筋活動の反映なのですから，本人の意思で自由に変えられます．この

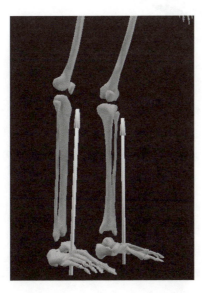

図Ⅱ-2-1　直立姿勢：左右の床反力

第Ⅱ部　歩き始めの力学

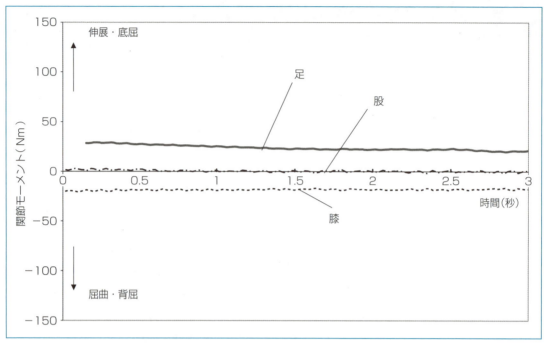

図Ⅱ-2-2　直立時の足関節モーメント

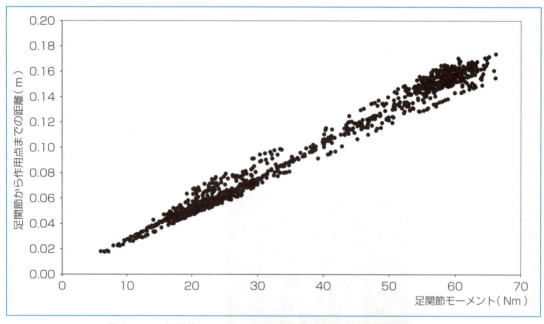

図Ⅱ-2-3　足関節モーメントと床反力作用点の前後方向位置の関係

　グラフから，人間は直立時に足関節モーメントを変化させることで，床反力作用点の位置を自由に移動させているといえます．
　実際には，作用点の位置を変化させるのは足関節モーメントだけではなくて，膝や股関節のまわりの筋群も関与しているはずです．しかし，現実問題

2. 直立時の関節モーメント

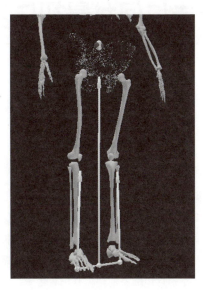

図Ⅱ-2-4　直立姿勢：左右の床反力，合成床反力

■ 直立時の各関節まわりの関節モーメント

として健常人が普通に直立している状態では，作用点の前後位置をコントロールしているのは足関節モーメントであるといえます．図Ⅱ-2-2で直立時の各関節まわりの関節モーメントをみてみましょう．足関節底屈モーメントだけが比較的大きく，他の関節モーメントは小さい値であることがわかります．

■ 左右合成の床反力作用点

さて第1章でも述べたように，左右合成の床反力作用点は右足の床反力作用点と左足の床反力作用点を結んだ線上にあります（図Ⅱ-2-4）．したがって，左右の床反力の大きさと作用点をうまくコントロールすれば左右合成床反力作用点は自由にコントロールできることになります．このことは，左右の足関節モーメントをうまくコントロールすることにほかなりません．

■ 床反力作用点

人間はこのように足関節モーメントを上手にコントロールして，重心の真下に床反力作用点をもってくることによって直立を保っています．注意しなければならないのは，「床反力作用点の真上に重心をもってくる」のではなく

■ 重心

て「重心の真下に床反力作用点をもってくる」ことです．重心は直接的には自分の意思では動かせません．意思で動かせるのは床反力作用点です．第1章で手のひらにバットを載せてバランスをとるたとえをだしましたが，この際，バットの重心自体を直接動かすことはできません．動かせるのは手のひらの位置であって，この場合は手のひらの位置は床反力作用点の位置に相当します．身体運動をこのような観点でイメージすることはこのテキスト全体を通じてのポイントの一つであって，とても大切なことです．

■ 底屈モーメント

以上のように直立時には足関節に底屈モーメントが生じています．したがって，底屈筋群が背屈筋群より優位に働いていると考えられます．ある程度は背屈筋群も活動していると思われますが，拮抗筋が同時に活動している場合の効果については入門の範囲を超えるのでここでは触れません．

3 歩き始めのときに何が最初に変化するか

■ ロボットの歩き始め

さぁいよいよ歩き始めてみましょう．その前に新しい試みとしてロボットの歩き始めをみてみることにします（図Ⅱ-3-1）．図は本田技研工業が開発したロボットです．歩き始める際に身体全体を支持脚側横方向にスライドさせるのがよくわかります．こうして重心を支持脚に載せるわけです．その次に身体を前に倒しながら片脚を前に振り出します．ロボットはもともと人間をまねて設計されたのですが，まだまだ不器用なので，このようにメリハリのある動きをしないと上手に歩けないのです．つまり，人がしなくてはならない動きが誇張されているので，力学的な原理を観察するにはうってつけなわけです（ただし，ビデオで示したロボットは開発初期のもので，最新型では横方向と進行方向を同時に移動させて人間と同様の滑らかな歩行ができます）．

■ 人の歩き始め

さて目が慣れたところで人の歩き始めを観察してみましょう（図Ⅱ-3-2）．ロボットに比べて，極端ではありませんが確かに支持脚に重心をシフトしてから歩き始めているのが観察されます．あまり目立たないのは，人がロボットのようにあまり足を広げて立たないからです．ロボットは立っている

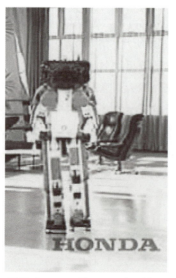

図Ⅱ-3-1 ロボットの歩き始め

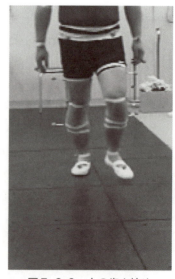

図Ⅱ-3-2 人の歩き始め

3. 歩き始めのときに何が最初に変化するか

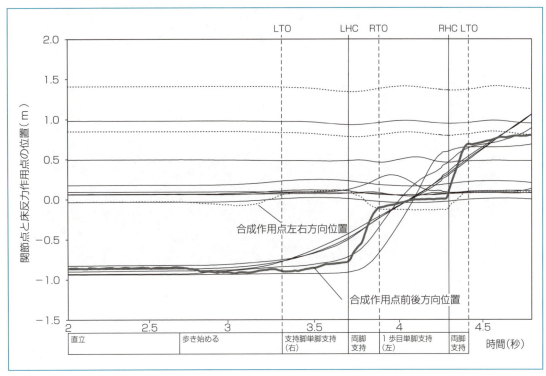

図Ⅱ-3-3　歩き始めの関節点位置，重心位置，合成床反力，合成COP時間変化
（TO：離床，HC：接床，R・L：右・左を示す．以下同様）

■ 基底面

ときの安定性を重要視しますから，左右の足を十分に広げて立っています．そのほうが基底面を広くとれるからです．その分，歩き始める際には重心の横方向のシフトに努力がいります．さらに人の場合は，横方向のシフトが終わりきらないうちに前方向への移動も始まるので，横方向のシフトが目立たなくなります．

■ ロボットの体幹の動き

ロボットの話が出たついでに，ロボットの体幹の動きにも注目してみましょう．ロボットは歩き始めるときに体幹をまったく傾けません（図Ⅱ-3-1）．これは歩いている最中も同じです．人の歩き始めをみても同じように体幹は傾きません（図Ⅱ-3-2）．ロボットも人も重心を左右にシフトする際に体幹を左右に傾けるのではなく，骨盤全体を左右にシフトしています．このほうがエネルギーが少なくてすむばかりでなく，重要なセンサーを含む頭部の動揺が少ないので制御回路的にも都合がよいと考えられます．

このように考えると，歩き始める際にはまず重心が動き始めるのでしょうか？　これを確認するために人の歩き始めの基本的なデータである，肩峰・股関節・膝関節・足関節・つま先ならびに重心の3次元位置データと左右合成床反力ならびに左右合成床反力作用点の時間変化データを全部まとめて表示してみました（図Ⅱ-3-3）．これをみると身体の関節や重心の動きはなにやらもたもたしています．それに比べて床反力作用点は歩き出し時に大きく

75

第Ⅱ部　歩き始めの力学

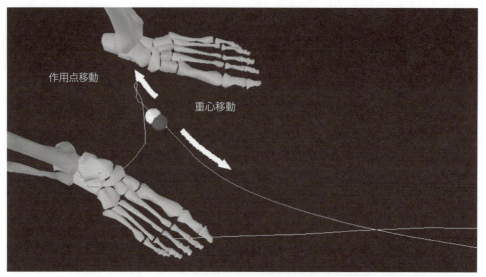

図Ⅱ-3-4　歩き始めの重心の投影点：●，合成床反力作用点：◐

■ 重心と左右合成床反力作用点の動き

変化しています．どちらが先とはいいにくいのですが，少なくとも床反力作用点の動きは大きくて活発です．そこで次に重心と左右合成床反力作用点の動きに注目して詳細に分析してみましょう．

　図Ⅱ-3-4によって重心と左右合成床反力作用点の動きを詳細にみてみましょう．ここでは左足から歩き始めるデータを示します．コンピュータの画面では重心を床面に投影した点を赤で，床反力作用点を白で表示してあります．第1章で説明したように直立時には両者はほぼ一致しています．さぁ時間を進めてみましょう．重心は滑らかに右方向に移動を始めて，すぐに前方に向かうことがわかります．ところがどうしたわけか，作用点は重心の動きとは逆に左後方に動き始めます．この動きは前章でみたようにむしろ重心の動きよりも大きな運動です．これはあたかも，磁石の反発を利用して重心を前に送り出したかのようです．その後は前右方向に移動し，左足が床から離れるときには作用点は完全に右足の接地面内に入り込みます．そしてさらに右足のつま先へと移動します．このころ重心は滑らかに前進しています．やがて振り出した左足が接床すると，右足のつま先部に達していた作用点は急

■ 重心と合成床反力作用点の動き

激に左足の接地点に向かい重心を追い越します．図Ⅱ-3-5に重心と合成床反力作用点の動きを重ねて示します．図Ⅱ-3-5aが前後方向の時間変化，図Ⅱ-3-5bが左右方向の時間変化，図Ⅱ-3-5cが水平面内の軌跡です．

　ここで注目していただきたいのは，直立時に仲良くくっついていた重心と作用点が互いに逆方向に動いたことです．このとき作用点のほうの動きが大きく，重心を嫌って重心から逃げるように動いたようにも感じられます．嫌われた重心は仕方なく反対方向に移動したかのようです．さらに面白いことに，重心が右前方向に移動を始めると，作用点は素早くより右に先回りをし

3．歩き始めのときに何が最初に変化するか

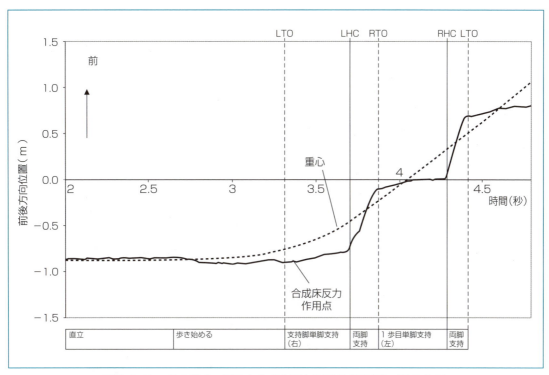

図Ⅱ-3-5a　歩き始め：重心と合成床反力作用点時間変化（前後方向）

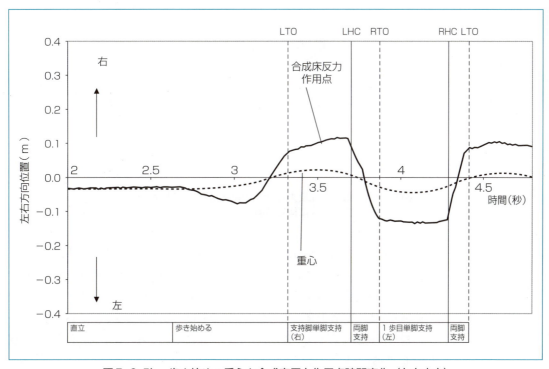

図Ⅱ-3-5b　歩き始め：重心と合成床反力作用点時間変化（左右方向）

77

第Ⅱ部 歩き始めの力学

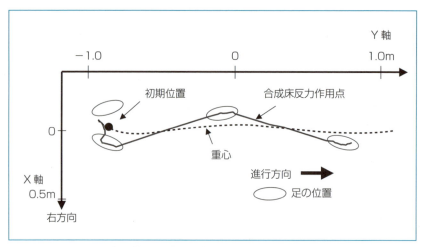

図Ⅱ-3-5c　歩き始め：重心と合成床反力作用点（水平面内の軌跡）

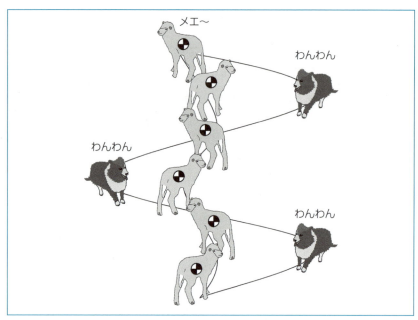

図Ⅱ-3-6　重心と床反力作用点の動きはヒツジと誘導
　　　　　するイヌに似ている

て，それ以上重心が右に移動するのを阻止します．仕方なく重心は右にいくのをあきらめ前方に向かいます．作用点はしばらくそれを見守っているのですが，重心の前方移動に勢いがつくと，あわてて後ろから重心を追い越し先回りをしていき過ぎを阻止します．それはちょうどヒツジ（重心）とそれを柵内に誘導するイヌ（作用点）との関係にたとえられるかもしれません（図Ⅱ-3-6）．

　この関係を，前にも持ち出した手のひらでバットを支えるたとえで説明してみましょう．バットのバランスをとるには重心の真下に手のひらがくるよ

うに調節すればよいのです．この状態でバットの重心を少しずつ前進させるにはどうしたらよいでしょうか．手のひらをちょっと後方に移動させればよいのです．そうすれば重力のモーメントの作用でバットは前方に倒れ込みます．しかしこのままでは本当に倒れてしまいますから，倒れないようにするためには手のひらを先回りさせ倒れ込みを阻止してから同じことを繰り返せば安定して少しずつ前進ができます．

■ 人が歩き始める現象

■ 作用点が重心と逆方向に動くという現象

人が歩き始める現象はちょうどバットを前進させる現象とそっくりといえます．ただし人は1本足ではなく2本足なので，左右方向にも重心の交互移動が必要なためバットの例よりはちょっと複雑です．しかし，作用点が重心と逆方向に動くという現象はバットの例で理解できるでしょう．ここまで理解できたら，次の問題はどのようなからくりによって作用点を移動しているのか考えてみましょう．

4 歩き始めの重心と床反力

1 速さと速度

初

■ 定常歩行になるまで

いよいよ歩き始めの第1歩を踏み出すことになります．第1歩を踏み出してから定常歩行になるまでの期間の力学について，人体内部のメカニズムの考察は後回しにして，外から観察される力学現象をみてみましょう．まずは力学の復習です．

■ 一定速度で動いている物体

一定速度で動いている物体を想定してみましょう（図Ⅱ-4-1）．物体はいま床に平行にゆっくりと動いているとします．宇宙空間のように重力も作用していないと考えてください．一定速度で動いている物体に力が何も作用しないと，その物体はそのときの運動状態がそのまま保持されます．すなわち同じ速度で同じ方向に動いていきます．もしこの物体の速度が遅くなってしまうのなら，そのときは空気抵抗のような何らかの力が作用したのでしょうし，床に向かって落ちてしまうのなら重力のような力が作用したのでしょう．しかし力が何も作用しないのなら，速さも変化しないし，方向も変化しません．

■ バイオメカニクス
■ 速さ

通常，バイオメカニクスでは物体の位置，速度，加速度をXYZの成分をもつ3次元で表します．ここで速さをX，Y，Zの成分で考えると，「速さ」はXYZの3つの成分をもつベクトルとみなすことができます（図Ⅱ-4-2）．このように「速さ」を3つの成分をもつベクトルとみなすとき，力学ではこれを「速度」と呼び直します．そしてこのベクトルの長さを「速さ」と呼ん

■ 速度

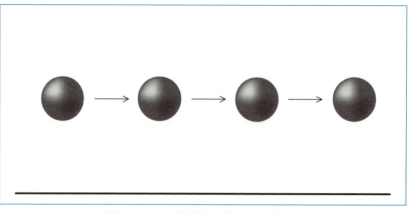

図Ⅱ-4-1　一定速度で動いている物体

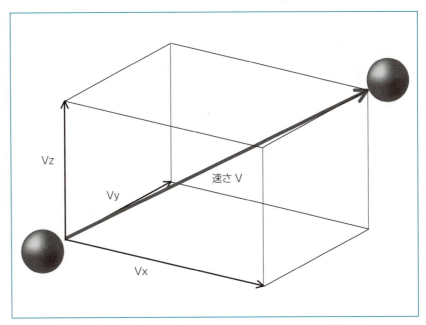

図Ⅱ-4-2　速さと速度：速さベクトルを3方向成分に分解する

で区別します．このように考え直すと，速度のXYZそれぞれの成分が変化しない場合，それは一定速度で同じ方向に動いていることを意味します．もし「速さ」は同じでXYZの成分が変化する場合は，一定速度（厳密にいえば一定の速さ）で方向だけが変化することを意味することになり，数学的な取り扱いがずいぶんと楽になります．こうすると「力が作用しない場合，速度は変化しない」といい直すことができます．

　力が作用すると，力が作用した方向の速度の成分が変化します．力の方向以外の速度成分は変化しません．こうなるとなぜ「速度」をベクトルとみなすと便利かがよくわかります．力が倍になると速度の変化は倍になります．力が半分なら変化は半分です．変化の大きさは与えた力に正比例します．速度の変化を加速度と呼びます．加速度は1秒間で換算したときの変化した速度の大きさで表します．

■ 加速度

2 速度と加速度

初

　この節も力学の復習です．前節で「速度の変化を加速度と呼ぶ」といいました．このことを少し詳しくみてみましょう．ある瞬間の重心の速度が 1 m/s だったとしましょう．次の瞬間（たとえば 0.1 秒後）に重心の速度が 1.2 m/s になったとします．するとこの間の増加分は 0.2 m/s です．この増加分を，時間の間隔（0.1 秒）で割ると $0.2/0.1 = 2$（単位は m/s^2）となります．これはこの間の速度の増加率です．これを加速度といいます．厳密にいえば 0.1 秒の間の平均加速度です．もしこれと同じ加速度のままで 1 秒間増加し続ければ速度が 2 m/s 増加するという意味です．0.1 秒で 1 m/s が 1.2 m/s になったのですから，このままのペースでいけば 1 秒後には 3 m/s になります．

■ 平均加速度

　なぜ平均加速度といったのかというと，0.1 秒の間で加速度が一律とは限らないからです．最初の 0.01 秒間の加速度は 1.5 m/s^2 だったかもしれませんし，最後の 0.01 秒間の加速度は 2.5 m/s^2 だったかもしれません．それはこれだけの情報ではわかりません．わかっているのは 0.1 秒間の平均加速度は 2 m/s^2 だったということだけです．したがって，もっと厳密に分析するには時間間隔を 0.1 秒ではなくて 0.01 秒とか 0.001 秒とかなるべく小さな値にします．

■ 微分係数
■ 微分
■ 加速度は速度の微分

　数学的にはこの時間間隔をいくらでも小さくすることができます．これを極限まで小さくした場合，この増加率を微分係数といい，通常は「微分」と呼びます．すなわち数学的には加速度は速度の微分であるといいます．横軸を時間にして速度のグラフを書いた場合，グラフの曲線の接線の傾きが加速度になります．図Ⅱ-4-3 をみてください．速度が増加している最中は接線の傾きは右上がりで加速度は正になりますし，減少している最中は接線の傾きは右下がりになりますから負になります．また速度がピークになった瞬間は増えもしないし減りもしないのですから，加速度はゼロになります．

■ 速度は変位の微分

　さて速度とは「単位時間あたりの移動距離」でした．移動距離とは位置（変位）の増加分ですから，速度は変位の増加率すなわち「速度は変位の微分」であることになります．

　以上をまとめると「速度は変位の微分」であり，「加速度は速度の微分」です．別の表現では「変位を微分すると速度になり，速度を微分すると加速度になる」ともいいます．

82

4. 歩き始めの重心と床反力

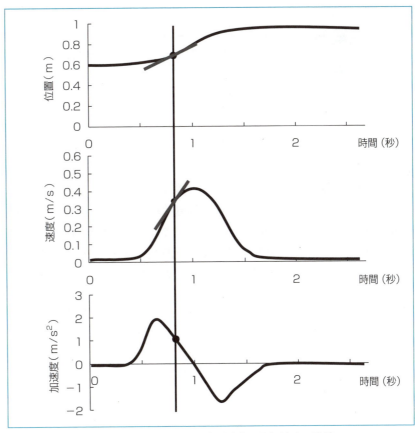

図Ⅱ-4-3 位置から速度，速度から加速度の計算

3 歩き始めの重心の動き

■ 歩き始めの重心の前後方向の動き

■ 重心の変位

■ 重心の速度

歩き始めの重心の前後方向の動きに着目してみましょう（図Ⅱ-4-4a）．最初はゆっくり動き始めて，1歩目を踏み出す頃になると急に動きが大きくなり，2歩目・3歩目ではグラフはほぼ直線のようにみえます．この図は重心の変位を表していたので，これを微分すれば重心の速度がわかります（図Ⅱ-4-4b）．最初はゼロだった速度が1歩目・2歩目・3歩目と歩くにしたがって波打ちながら増加していき，4歩目くらいになると全体としての増加は止まり，ある一定の幅で増減を繰り返すようになります．

　1歩目，単脚支持からは，重心の変位をみたときには直線的に増加しているようにみえたのですが，これを微分して速度としてみたときには，実は速度は一定でなく細かく増減している様子がよくわかりました．このように「微分」を計算するとある量の増減の様子が非常にわかりやすくなる効果があ

■ 微分

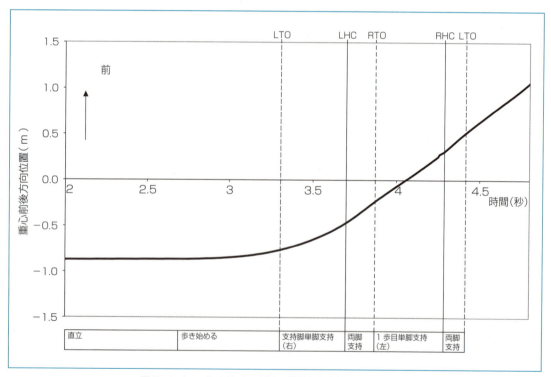

図Ⅱ-4-4a　歩き始め：重心（前後方向位置時間変化）

4. 歩き始めの重心と床反力

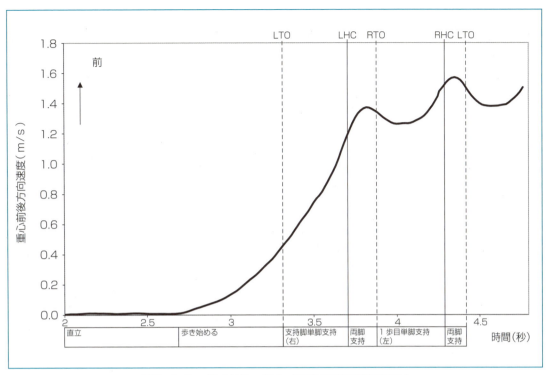

図Ⅱ-4-4b　歩き始め：重心（前後方向速度時間変化）

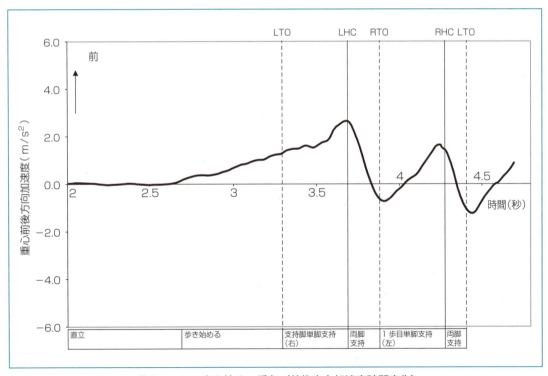

図Ⅱ-4-4c　歩き始め：重心（前後方向加速度時間変化）

■ 重心の加速度　　さてそれでは図Ⅱ-4-4bを微分して重心の加速度を求めてみましょう（図Ⅱ-4-4c）．最初は大きな正の加速度になります．ところが最初の1歩が着地すると加速度が減り始め，しばらくするとゼロを通り越して負になってしまいます．1歩を踏み出すごとに負になったり正になったりを繰り返します．着目すべきは1歩目・2歩目のころは正の値のほうが負の値より大きく，3歩目のころは正の値が負の値とおおむね等しくなり始め，4歩目になると正の値が負の値とほぼ等しくなることです（ただし図には2歩目までのデータが表示されています）．すなわち1歩目・2歩目・3歩目では全体として正の加速度が優勢で，4歩目では正の加速度と負の加速度がバランスがとれ，全体としての加速度はなくなるといえます．このことから少なくともこのデータの例では1歩目・2歩目・3歩目では「歩き始め」の時間帯であり，4歩目から「定常歩行」状態になったとみなされます．

■ 歩き始め
■ 定常歩行

　このように1歩ごとに重心の加速度は正になったり負になったりします．いったいどうしてこのようなことが起きるのでしょうか．それを次の節でみていきましょう．

4　歩き始めの床反力

■ 床反力ベクトルの前後方向成分

図Ⅱ-4-5をみてください．ここでは歩き始めの左右各足と合成の床反力をベクトルで表しています．床反力ベクトルの前後方向成分に着目して時間変化をグラフで表したのが図Ⅱ-4-6です．ここで，破線は右足，一点鎖線は左足のデータです．実線は両者を合成したデータです．合成床反力はある時刻の右足と左足のデータを単に足し合わせて求められます．前後方向床反力は，正の値が前向きの床反力すなわち推進力であり，負の値は後ろ向きの床反力すなわち制動力です．

■ 推進力
■ 制動力

図Ⅱ-4-5と図Ⅱ-4-6をみてください．静止時には右足のデータも左足のデータも合成データもすべてほとんどゼロです．図Ⅱ-4-5でみると，床反力ベクトルが真上を向いています．コマを進めていくと，歩行開始の時点で左右足とも床反力ベクトルは前に傾き，床反力前後方向成分は正の値になってきます．振り出し脚の左足の床反力はやがてゼロになります．支持脚の右足では正の値がかなり大きくなってきます．振り出し脚が着地すると，着地した左足には後ろ向きの床反力すなわち制動力が働いています．この制動力はだんだん大きくなってきます．逆に支持脚は推進力がだんだん小さくなっています．この時期は後ろにある足から前にある足へと支持の中心が移って

■ 振り出し脚
■ 支持脚

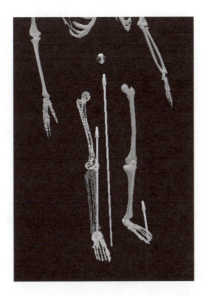

図Ⅱ-4-5　歩き始め：左右床反力，合成床反力

第Ⅱ部　歩き始めの力学

■ 推進から制動への移行
■ 遊脚期

いく時期です．この支持の中心の移行は，同時に推進から制動への移行でもあるのです．右足の床反力はやがてゼロになって右脚は遊脚期（足が接地していない時期）になります．この時期に左足の床反力ベクトルはほぼ真上を向くようになります．このように接地した足に働く床反力は最初に負（制動力）になり，やがてゼロを経過して正（推進力）になります．これは歩行の基本的な事項であり重要な現象なのでよく理解してください．

■ 立脚期

立脚期（足が着地している時期）の中ほどで制動力がゼロになって推進力へと切り替わりますが，この時期はちょうど反対脚が支持脚の脇を通りすぎて前に出る時期です．この時期を過ぎると支持脚には推進力が働くのですから，「後ろに残った支持脚には推進力が働く」と表現できます．逆に「前に出した支持脚には制動力が働く」と表現できます．

図Ⅱ-4-6には説明のために個々の足の推進力と制動力のピークに印をつけました．推進力には白丸，制動力には黒丸です．1歩1歩足を運ぶたびに制動力と推進力が周期的に現れています．その1歩1歩の推進力のピークに着目すると，ピークの値はそれほど変動していません．ところが制動力はどうでしょう．最初の1歩目，2歩目では小さく，だんだん大きくなっていま

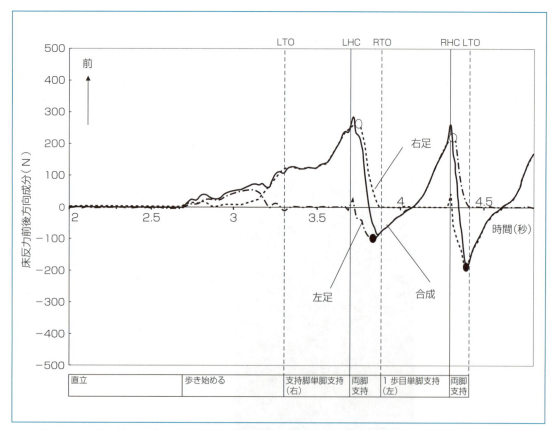

図Ⅱ-4-6　歩き始め：床反力前後方向成分時間変化（ピークに印．推進力：白丸　制動力：黒丸）

4. 歩き始めの重心と床反力

す．

次に左右合成（実線）のデータに着目してみましょう．静止の状態ではゼロだった値が負になったり正になったり周期的に変動しています．その変動の仕方に注目してください．最初は正の値が大きく負の値が小さかったのが，だんだん両者が同じくらいの大きさになっています．歩き出しの時点では推進力が優勢だったのが1歩1歩優劣がなくなっていき，4歩目くらいから推進力と制動力の優劣がなくなっていきます．

■ 推進力と制動力の優劣
■ 歩き始めの床反力

4.1節で力が加速度を生み出すことを学びました．このことを歩き始めの床反力に適用してみましょう．前後方向に着目すると，床上を歩いている人体に作用する力は着地した足を通じて加わる床反力の前後方向成分のみです．身体には重力も加わりますが，重力は上下方向の力なのでここでは考える必要がありません．歩き始めの身体には左右足の前後方向床反力を合成した力が作用していることになります．ここでニュートンの法則を思い出してみましょう．物体に加わる力と質量，加速度の間には以下の関係があります．

■ ニュートンの法則

$$F = m \times a$$

F：外力の大きさ，m：質量，a：重心の加速度

これを歩き始めの身体に適用するには，Fを合成床反力，mを体重，aを重心の加速度として考えます．歩き始めの床反力前後方向成分である図Ⅱ-4-6の実線のデータを被験者の体重83.5 kgで割ってみましょう．これを重心の前後方向加速度と比較したのが図Ⅱ-4-7です．両者がほぼ一致していることがわかります．

■ 歩き始めの床反力前後方向成分
■ 重心の前後方向加速度

このように人が歩行するときに推進力と制動力が交互に作用しますが，歩き始めの時期には推進力が優勢なために，速度がゼロからある一定の値に上昇します．ある時期を過ぎると推進力と制動力がバランスするようになり，歩行速度はある一定の値を中心に小さな変動を示すようになります．

図Ⅱ-4-8に歩き始めの床反力左右方向成分を示します．前後方向と同様に初めゼロだった合成床反力が左足を振り出すころに右向きとなり，その後変動しながら右向きと左向きがほぼ同じ大きさになっていきます．

■ 歩き始めの床反力左右方向成分

次に歩き始めの床反力上下方向成分についてみてみましょう．左右各足の床反力上下方向成分のグラフを図Ⅱ-4-9に示します．図Ⅱ-4-9とともに図Ⅱ-4-5を後ろからみてみましょう．直立時には左右均等に荷重しているので，左右足の床反力ベクトルはほぼ同じ長さです．歩き始めの準備段階で振り出すほうの左足の荷重が一瞬増加して右足の荷重が減少します．その後，振り出しに向けて左足の荷重が減少，右足の荷重が増加していきます．左右の足の荷重の度合いは合成床反力作用点の左右方向位置に影響します．合成床反力作用点と重心の動きの関係については，第3章に示しました．このことを思い出しながら，次章でこの動きの原因について考えてみましょう．

■ 歩き始めの床反力上下方向成分

■ 左右の足の荷重の度合い

次章の5.1，5.2では関節モーメントについて説明します．関節モーメント

第Ⅱ部　歩き始めの力学

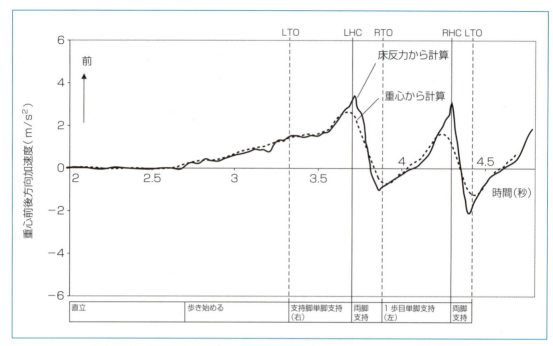

図Ⅱ-4-7　前後方向加速度の時間変化：床反力から計算，重心位置から計算

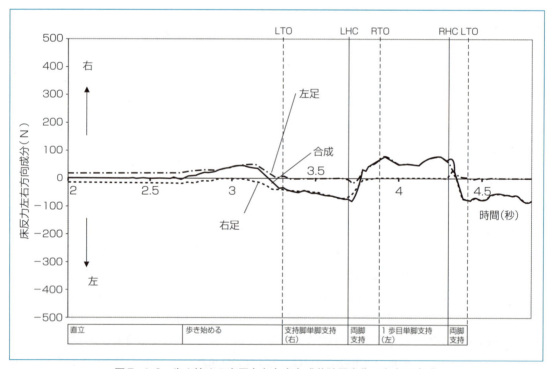

図Ⅱ-4-8　歩き始めの床反力左右方向成分時間変化：左右と合成

4. 歩き始めの重心と床反力

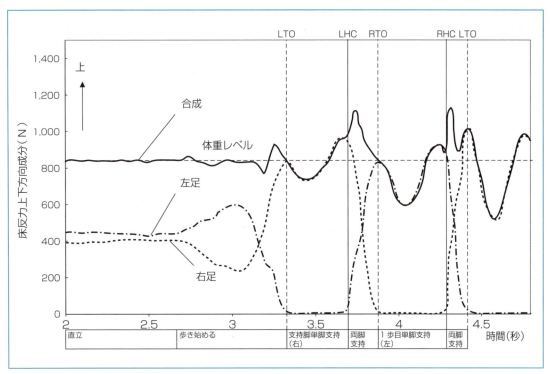

図Ⅱ-4-9　歩き始めの上下方向床反力時間変化：左右と合成

について理解できている方は，5.1 と 5.2 を飛ばして 5.3 から読んでもかまいません．

5 歩き始めの関節モーメント

1 関節モーメントとは何か

初

■ 足関節モーメント

第2章で直立時の足関節モーメントについて考察した際に，床反力作用点の前後方向位置と足関節モーメントに直線的な関係があるという話をしました．このことから第3章で観察された歩き始めの床反力作用点の不思議な動きを解明するには，足関節モーメントに着目するのが良さそうです．

関節モーメントは非常に重要な項目なので，本論に入る前に復習してみましょう．

■ 身体が直立しているときの足関節

■ 筋張力の作用線

身体が直立しているときの足関節に注目します（図Ⅱ-5-1）．矢状面内の足関節のまわりには，底屈筋と背屈筋の筋張力が作用していると考えます．足関節からおのおのの筋張力の作用線までの垂線の距離をa1, a2とするとおのおのの力のモーメントはF1×a1，F2×a2となります．ここで底屈筋のモーメントを正として両者の合計Tを考えると，

$$T = (F1 \times a1) - (F2 \times a2)$$

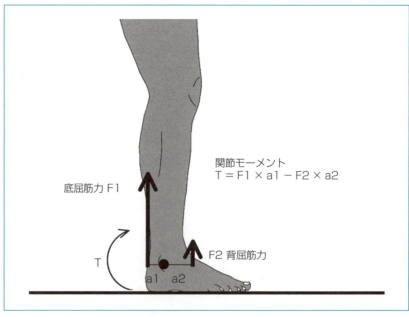

図Ⅱ-5-1　直立時の足部のモデル：筋力が作用している

5. 歩き始めの関節モーメント

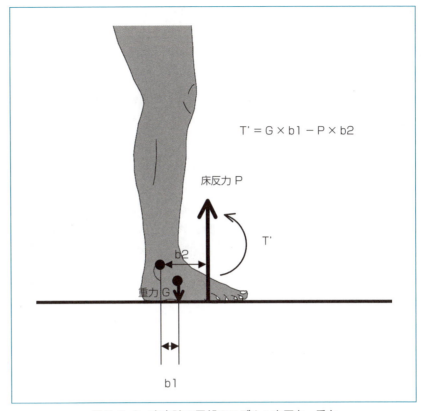

図Ⅱ-5-2 直立時の足部のモデル：床反力，重力

■ 関節モーメント
■ 足関節モーメント

■ 直立時には底屈筋が優位に活動

■ 重力
■ 床反力

となります．筋張力による関節まわりのモーメントを関節モーメントと呼び，ここでは足関節まわりなのでTを足関節モーメントと呼びます．もし底屈筋のみが活動していればTは正になりますし，背屈筋のみが活動していればTは負になります．両方が活動していればそれらのモーメントの大小によって正負が変わります．直立時には底屈筋が優位に活動しています．わかりやすくするために直立時には底屈筋のみが作用しているものとみなしてもよいでしょう．両方が活動しているという報告もありますし，またそのことに力学的な意味もあるのですが，入門の範囲を超えるのでここでは割愛します．

さて直立時の足部にはこの足関節モーメントが作用しているのですが，このほかに重力Gと床反力Pが作用しています（図Ⅱ-5-2）．前章までは身体を1つの物体として考えて重心と左右合成床反力の関係をみてきましたが，ここでは左右各足に加わる床反力について考えることに注意してください．足関節を原点としておのおのの力の作用線への垂線の長さをb_1, b_2としますと，おのおのの力のモーメントは$G \times b_1$, $P \times b_2$となります．この図の配置では重力のモーメントは足部を底屈させますから正，床反力のモーメントは足部を背屈させますから負と考えると，両者の合計T'は，

$$T' = (G \times b1) - (P \times b2)$$

となります．結局，足部には足関節モーメントTと外部からのモーメントT'とが作用していることになります．TとT'の和がゼロのとき，モーメントが釣り合って正味ゼロになるので足部には底屈も背屈も起こりません．和が正の値をもてば底屈筋の作用が優位ですから足部には踵が浮く動きが生じます．逆に和が負の値をもてばつま先が浮く動きが生じます．

さて，足関節モーメントの定義式は前述のTなのですが，実際にこれを計算する場合にはTの式は使いません．筋張力F1やF2がわからないからです．その代わりにT'式を活用します．T'の値はたやすく計測が可能です．同時にそのとき足部は静止していたのか，底屈への動きが生じたのか，あるいは背屈への動きが生じたのか，すなわちモーメントのつり合いの崩れも計測が可能です．実際にはこのT'からつり合いの崩れを考慮して，Tを逆算するというテクニックを使います．詳しくは『基礎バイオメカニクス 第2版（医歯薬出版）』を参照してください．

■ モーメントのつり合いの崩れ

ここで足部の底屈・背屈という用語を使いましたが，この用語は本来足部と下腿部の相対的な角度について用いる言葉なので，「足部」の底屈・背屈という使い方は正しくありません．説明上の都合で足部の動きのイメージを出すために用いたと解釈してください．

足部に加わる重力によるモーメントは，足部の質量が小さいため床反力によるモーメントの1/50ほどの大きさしかありません．したがって，直立時の足部について考えるときは足部の重力を無視してもかまいません．そうするとT'は床反力の大きさと床反力作用点の位置だけで決まることになります．通常，直立時には床反力の大きさがほとんど変化しませんから，T'は床反力作用点の位置で決まることになります．足部に動きがないとすると，TとT'は釣り合って足すとゼロになるので，結局，足関節モーメントは床反力作用点の位置で決まることになります．第2章で足関節モーメントが床反力作用点の位置と直線関係にあったのはこの理由によります．

■ 床反力の大きさ

■ 床反力作用点の位置
■ 足関節モーメント

図Ⅱ-5-3 に直立した被験者に「底屈筋の力を入れたりゆるめたりしてください」と指示したときの様子を示します．床反力ベクトルがつま先と足関節の間で移動していることがわかります．しかし，決して足関節より後ろにいかないことに注意してください．床反力ベクトルが足関節よりも後ろにいくときには，底屈筋でなく背屈筋が優位に働くことになります．図Ⅱ-5-4 にこのときの足関節モーメントを示します．床反力ベクトルが足関節の近くにあるときは底屈モーメントが小さく，つま先に移動したときには底屈モーメントが大きくなります．

■ 床反力ベクトル

■ 底屈モーメント

このように，足関節モーメントは床反力が足関節の前後どちら側を通って，足関節からどれくらい離れたところを通過するかでおおむね決まってしまいます．このような関係は直立時だけでなく，通常の日常生活活動におい

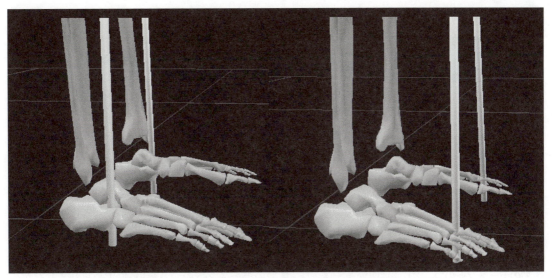

図Ⅱ-5-3　直立で底屈筋の力を変える：各足の床反力ベクトル

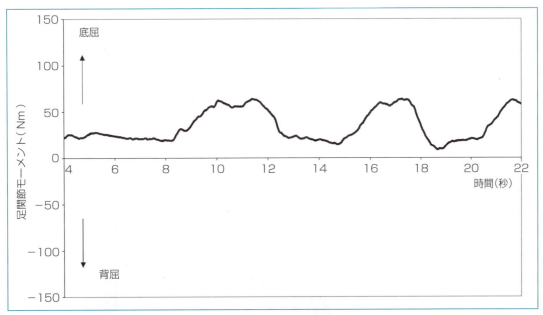

図Ⅱ-5-4　直立で底屈筋の力を変えたときの足関節モーメント時間変化

　て足が床に着いている場合はおおむね成り立ちます．ただし，スポーツのような動きの激しい場合にはこの限りではありません．足関節だけでなく，膝関節と股関節についてもこの関係がおおむね成り立つと考えてよいでしょう．すなわち，膝関節まわりの関節モーメントは，床反力の大きさと床反力ベクトルが膝関節からどのくらい離れたところを通過するかでほぼ決まります．股関節についても同様です．

2 つま先立ちの足関節モーメント

ここで少し寄り道をして，参考までにつま先立ちをしているときの足関節モーメントについて話しておきましょう．なぜなら，このことに関して従来から間違った力学の取り扱いが結構多いからです．

■ 関節間力
■ 力のモーメントのつり合い
■ 力のつり合い

その前に関節間力の話をします．関節間力とは関節が押しつぶされる力です．足関節モーメントは「力のモーメントのつり合い」で求められましたが，関節間力は足部に加わる「力のつり合い」から求めることができます．直立時の足部には前述の筋張力，床反力，重力の他に関節部を通して下腿部から関節間力が作用しています．これらを全部合計したときにゼロになれば力はつり合い，足部には移動運動が生じないことになります．筋張力を F1，床反力を P，重力を G，関節間力を Fj とすると，「力のつり合い」からこれらの間に以下の関係があります（図Ⅱ-5-5）．

$$F1 + P + G + Fj = 0 \quad \cdots\cdots (1)$$

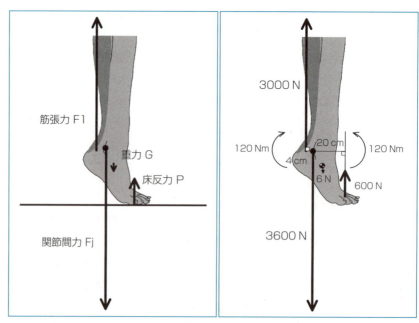

図Ⅱ-5-5　つま先立ち：力のつり合い，床反力，重力，関節間力

つま先立ちの話に戻ります．両足のつま先で立っている場合でもよいのですが，話をより簡単にするために片足のつま先で立っているとします．つま先といってもバレリーナのように本当のつま先で立っているのではなく，中足骨で立っているものとします．ここではつま先立ちのバランス能力を問題にしているわけではないので，上手に安定して立っている状態を考えます．

そうすると図Ⅱ-5-2とよく似た状態であることがわかります．中足骨にかかる床反力は全体重を支える床反力ですから，体重と同じ値になります．体重を60 kgとして，それを約10倍すればニュートンになりますから約600 N（ニュートン）です．足関節から床反力作用線までの垂直距離を20 cmとすれば，足関節まわりの床反力のモーメントは120 Nm（ニュートンメートル）になります．この際，足部に働く重力のモーメントはたかだか1から2 Nm（6 N×0.03 m）程度ですから無視してもよいでしょう．床反力のモーメントにつり合うためには「力のモーメントのつり合い」から約120 Nmの底屈方向の足関節モーメントが作用していることになります．

■ 足関節まわりの床反力のモーメント

このモーメントを働かせるためには，足関節から下腿三頭筋張力の作用線までの垂直距離を約4 cmとすると，底屈筋の筋張力 F_1 は以下のように求められます．

■ 底屈筋の筋張力

$$\text{筋張力 } F_1 = (\text{力のモーメント})/(\text{レバーアームの長さ})$$
$$= 120 \text{ Nm}/0.04$$
$$= 3000 \text{ N}$$

■ 関節間力

このときの関節間力を求めてみましょう．足部にかかる床反力Pは上向き，下腿三頭筋の張力 F_1 は上向き，そして下腿部から足部にかかる関節間力 F_j は下向きになります．これらがつり合っているのですから，足してゼロになるはずです．上向きの力を正としてこれらを（1）式に代入すると，

$$F_j + 600 + 3000 = 0$$

すなわち，

$$F_j = -3600 \text{ N}$$

になります．体重は60 kgなので身体に加わる重力は約600 Nです，したがって，つま先立ちのときの足関節には体重の6倍もの下向きの力がかかっているのです．

さて下腿三頭筋の力は3000 Nで体重の5倍だったわけですが，これは足部を足関節を支点とした第1種のテコとみなせば，もっと簡単に求められます．足関節の軸から床反力の作用線までの距離が20 cm，下腿三頭筋張力の作用線までの距離が4 cmで5：1ですから，下腿三頭筋の張力は体重の5倍になるわけです．このようにきわめて簡単な計算で筋張力が計算できます（図Ⅱ-

■ 第1種のテコ

■ 筋張力

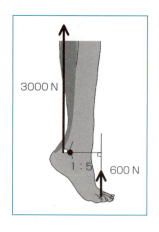

図Ⅱ-5-6 つま先立ちの力のモーメントのつり合い

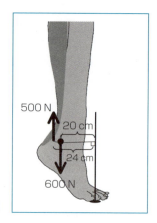

図Ⅱ-5-7 つま先立ち：間違った例

5-6)．関節間力 Fj は大変大きな値ですが，足部の回転の軸である足関節に加わるため「力のモーメントのつり合い」の式では考慮する必要がないことに注意してください．

　冒頭で従来はこのことに関して誤った力学の取り扱いが多いと書きました．こんな簡単な計算をどこで間違えるのでしょうか．間違った例をよく観察してみましょう（図Ⅱ-5-7）．まず足関節をテコの支点としないで，中足骨部を支点とみなします（ただしこのこと自体は誤りとはいえません）．次に

■ 第2種のテコ

足部を第2種のテコとみなします（このこと自体も間違いではありません）．しかし第2種のテコとみなしたときに，足関節に体重 60 kg に相当する力 600 N が加わると考えて，中足骨を支点として足関節にかかる体重を足関節後方の下腿三頭筋で吊り上げる機械を想定してしまうのです．このような想定を

■ 筋張力

すると，筋張力 F1 は「力のモーメントのつり合い」より以下の式で求められます．

$$F1 \times 24\,\mathrm{cm} - 600 \times 20\,\mathrm{cm} = 0$$
$$F1 = 500\,\mathrm{N}$$

となって，体重より小さな筋張力で身体を支えることができ，人体のメカニズムはすばらしいということになってしまうのです．しかし，正しくは足関節にかかる力は体重による重力（−600 N）ではなく関節間力（−3600 N）で

■ 力のモーメントのつり合い

す．このことを間違えなければ，「力のモーメントのつり合い」は以下のようになります．

$$F1 \times 24\,\mathrm{cm} - 3600 \times 20\,\mathrm{cm} = 0$$
$$F1 = 3000\,\mathrm{N}$$

となって，正しく結果が求まります．間違いの原因は足関節には体重と同じ力がかかるとうっかり考えてしまったことにあります．関節に筋張力が作用すると，関節間力は体重に相当する床反力の分と筋張力の分の和が作用する

5. 歩き始めの関節モーメント

と考えてください．

　しかしよく考えてみると，上の式の計算は関節間力が−3600 N だと知っていたから結果が得られたわけです．関節間力を知るためには筋張力 F1 を知らなければなりません．これでは堂々巡りになってしまいます．そこでこう考えてください．足部に加わる重力を無視すると，足部には筋張力，床反力，関節間力の3つの力が加わっているので，筋張力を F1，床反力を P，関節間力を Fj とすると，「力のつり合い」より，

　　F1＋P＋Fj＝0
　　F1＋600＋Fj＝0
　　Fj＝−(600＋F1)

　これを，つま先をテコの支点とした「力のモーメントのつり合い」の式に入れれば次のようになります．

　　F1×24 cm−(600＋F1)×20 cm＝0
　　F1＝3000
　　Fj＝−3600

　このように第2種のテコから出発しても，関節間力を間違わなければ正しい結果にたどりつくことができます．ただし計算は少し複雑になります．簡単な計算で正しい結果を求めるには第1種のテコから出発するのが一番楽なのです．

3 歩き始めの足関節モーメント（矢状面）

■ 床反力作用点の動きと足関節の底背屈モーメント

■ 歩き始めの矢状面内の関節モーメント

第3章で歩き始めに重心は前方に移動するのに，床反力作用点は後方に移動することを示しました．この原因を解明してみましょう．まずは矢状面で，床反力作用点の動きと足関節の底背屈モーメントをみてみます（図Ⅱ-5-8）．歩き始めの矢状面内関節モーメントを図Ⅱ-5-9に示します．第2章で学んだように直立時には前後方向で考えると床反力作用点は踵とつま先のおおむね中央あたりにあって，足関節よりも前方に位置しています．したがって，床反力は足部を背屈させる方向にモーメントを作用させています．それにつり合うために足関節には底屈方向の関節モーメントが作用しています．

■ 底屈モーメント

逆に表現すると足関節に底屈モーメントが作用しているので，床反力作用点が足関節よりも前に位置しているといえます．さらにいえば，床反力作用点を踵とつま先の中間あたりに位置させたいために，足関節である決まった大きさの底屈モーメントを発揮していると表現できます．つまり直立という姿勢を作るために足関節底屈筋群の活動を制御しているのです．

■ 直立姿勢

歩き出したいという意思が働いたとき，足関節底屈筋はどうなるでしょうか．図Ⅱ-5-9を見てください．底屈モーメントが徐々に小さくなっているのがわかります．底屈モーメントが小さくなると，床反力作用点はもはや踵とつま先との中間位置にはいられなくなって足関節のほうに近づきます．すなわち後退をします．直立時には重心の真下で床反力作用点がそれを支える形になっていたので静止状態が保たれていたのですが，床反力作用点が後退してしまうと，バランスがくずれて重力のモーメントが現れてしまいます

■ 重力のモーメント

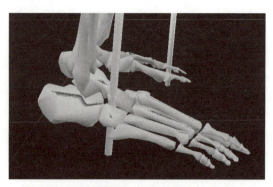

図Ⅱ-5-8 歩き始め：左右の床反力ベクトル

5. 歩き始めの関節モーメント

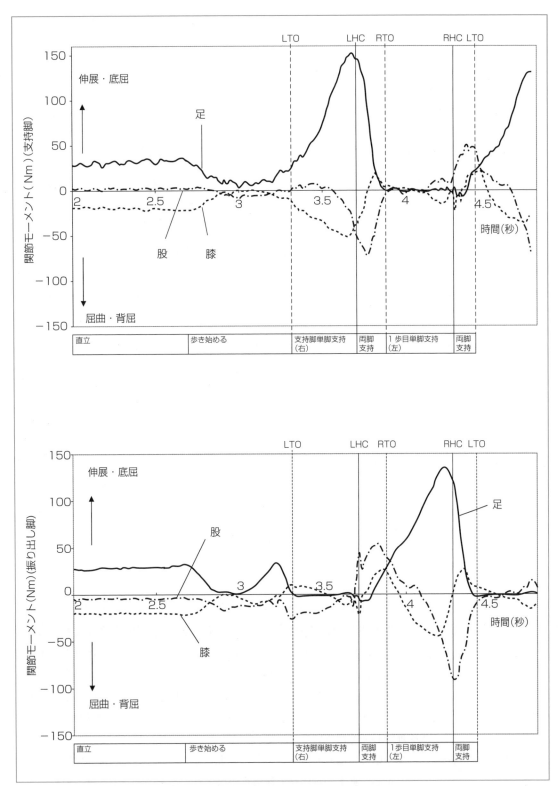

図Ⅱ-5-9 歩き始めの関節モーメント時間変化(矢状面)
(上:右支持脚側, 下:左振り出し脚側)

第Ⅱ部　歩き始めの力学

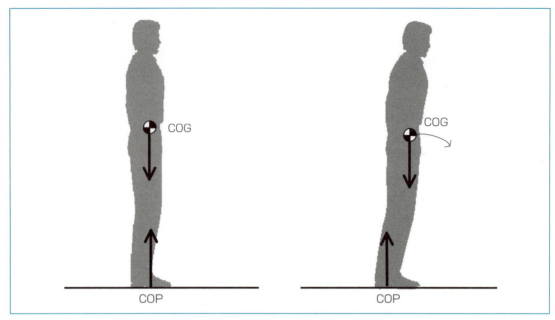

図Ⅱ-5-10　歩き始めに床反力作用点が後方移動すると重心が前進する

（図Ⅱ-5-10）．重心は足関節よりも前方にあるので，重力のモーメントのために身体は前方に倒れ始めます．すなわち重心が前方に移動します．このようにして歩き始めには重心が前進するのに，床反力作用点が後退するという不思議な現象が起こるのです．しかし理解してしまえば不思議でも何でもありません．床反力作用点の後退は底屈モーメントの減少が別の形でデータに現れていたにすぎないのです．

■ 床反力作用点の後退

筋の働き方の観点から考えると，直立時に常に底屈筋を働かせて歩き出しのためのスタンバイの状態を作っているとも考えられます．足関節からつま先までの長さが踵までの長さより長いのは，このスタンバイの状態を作りやすくしているとも考えられます．

床反力作用点は力の分布の平均位置ですから，それが移動するといっても何かの実体が実際に移動するわけではありません．力の分布が変わったということは，足の裏の力の入れ具合が変わっただけなのです．床反力作用点の移動は実体の移動が伴いません．解析が十分でなかった時代には歩き出し時の床反力作用点の後退をみて，実際に何かが反動をつけるかのように後退するというイメージで考えられたこともありましたが，そうではないことをよく理解してください．

■ 歩き始めには底屈モーメントが減少

歩き始めには底屈モーメントが減少して，そのために床反力作用点が後退し，重心の真下から床反力作用点がはずれることによって，重力のモーメントが身体を前方に倒すことになるのです．すなわち足関節の底屈モーメントが積極的に身体を前進させるのではなく，身体を前進させるのは重力のモー

■ 身体を前進させるのは重力のモーメント

5. 歩き始めの関節モーメント

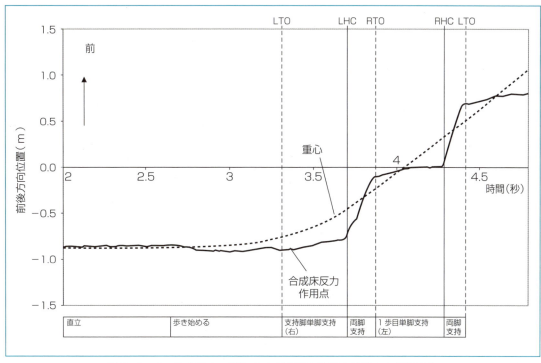

図Ⅱ-5-11　歩き始め：重心と合成床反力作用点前後方向時間変化

メントだったのです．これは非常に重要なことなので，あとでまた別の形で力学的エネルギーの考え方を用いて触れることにします．

　以上のように考えると，考え方としてはまず床反力作用点が後退し，そのために重心が前進することで，この2つの現象は因果関係として考えられます．図Ⅱ-3-5aに示した歩き始めの重心と合成床反力作用点の前後方向位置をもう一度みてみましょう（図Ⅱ-5-11）．まず床反力作用点が後退して，少ししてから重心が動くようにみえます．しかし，実はそうではなくて同時に動くのです．これが力学現象の面白いところで，因果関係として順序は考えられるとしても，床反力作用点が動いたときには重心もすでに動いており，データの上で時間の順序を決めることはできません．ただし床反力作用点の移動には実体移動が伴わないので急な移動が可能ですが，重心移動には実体移動が伴うので急には動きません．データをみると床反力作用点の動きの方が目立ちやすいので，床反力作用点が先に動いて重心が後に動くようにみえるだけなのです．

　歩き始めの原動力は重力であるという説明をしましたが，重力は下方向に働いているので重心を前に進めてはいません．前後方向の力を受けるという観点からは，床反力が重心を前に押し出していると考えることができます．床反力は足が床を蹴る力の反力ですから，身体を前に押し出す力は発生できても，身体を前から引っ張る力を作ることはできません．したがって，身体

■ 歩き始めの重心と合成床反力作用点の前後方向位置

■ 床反力作用点の移動

■ 重心移動

103

第Ⅱ部　歩き始めの力学

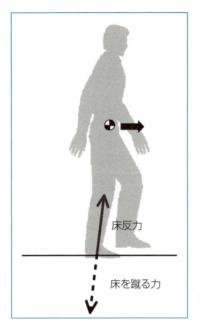

図Ⅱ-5-12　床反力が後方から重心を押し出す

を前に移動させるためには作用点を後方にずらして後ろから押す必要があったのです（図Ⅱ-5-12）．

4 歩き始めの股関節内外転モーメント（前額面）

■ 前額面内の重心の動きと関節モーメント

■ 股関節まわりの筋の働き

歩き始めには体が前に倒れるだけでなく，片方の足を持ち上げて前に出すために横方向の動きも必要です．ここでは前額面内の重心の動きと関節モーメントについてみてみましょう．膝関節と足関節のまわりには前額面内で下肢の内外転の動きに大きく関与する筋はありません．ここでは，股関節まわりの筋の働きについて考えます．

図Ⅱ-5-13を後ろからみてみましょう．健常者がごく普通に直立すると足の位置は骨盤より若干狭くなります．この状態で立っているものと想定しましょう．このとき片足ごとの床反力を前額面でみると，ほぼ鉛直に立ち上がっているので床反力は股関節の若干内側を通過することになります（図Ⅱ-5-14）．したがって，床反力の作用としては股関節を内転しようとします．これに抗するために外転筋が若干活動しています．このとき左右合成の床反力作用点は両足のほぼ中央にきています．さて右脚で支持し，左脚を先に振り出す場合の歩き出しを考えてみましょう．

■ 歩き始めるときの股関節内外転モーメント

歩き始めるときの股関節内外転のモーメントをみると，左脚の外転モーメントは大きくなり，右脚の外転モーメントはゼロに近づいています（図Ⅱ-5-15）．まず先に出る方の左脚から考えてみましょう．左脚の外転モーメン

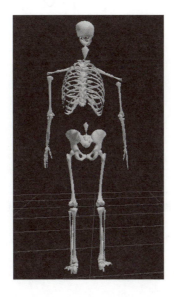

図Ⅱ-5-13　歩き始め：左右の床反力ベクトル

第Ⅱ部　歩き始めの力学

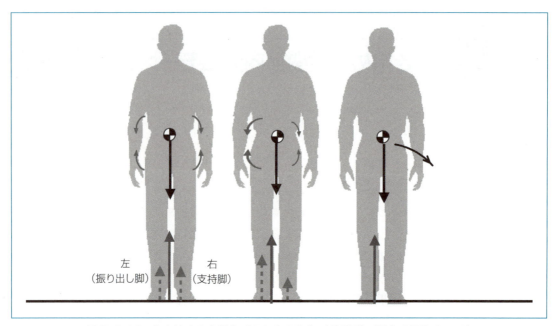

図Ⅱ-5-14　歩き始めの床反力ベクトルの変化（前額面）（後から見たところ）

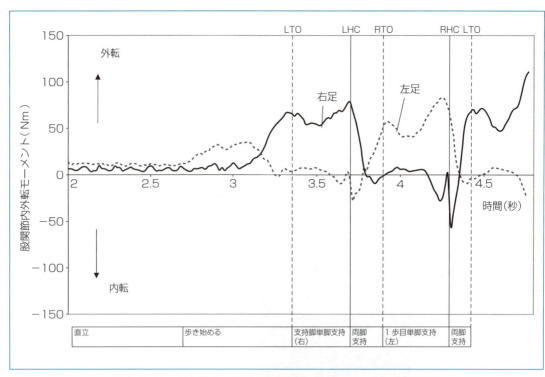

図Ⅱ-5-15　歩き始めの前額面内股関節内外転モーメント時間変化

5. 歩き始めの関節モーメント

トが大きくなると大腿部が外転するだけではなく，その反作用として体幹が左に側屈します．すると大げさにいえば右脚が浮いてしまうことになります．この状態では左右合成の床反力作用点は左側にシフトします．

■ 外転モーメント

次に右脚に着目してみましょう．右足の外転モーメントが減少すると，両足が接地した状態で体幹を支えていたモーメントが減少するので，左足の床反力が増加，右足の床反力が減少します．その結果，合成床反力作用点は左側にシフトします．

以上のように左足の外転モーメントの増加も右足の外転モーメントの減少も合成床反力作用点を左にシフトさせる効果があります．静止立位時に重心の真下にあった床反力作用点が左側にシフトすると，重力のモーメントが身体を右側に倒すようになります（図Ⅱ-5-14）．これは前後方向の重心と床反力作用点の関係と同じ現象です．

このように重心は右に動くのに，合成床反力作用点は左に動くという不思議な現象は，左右の股関節内外転モーメントの変化に対応した力学現象であることが解明できました．

6 関節モーメントのパワー

1 仕事とパワー

初

　第4章では力と加速度の関係をみました．すなわち，床反力の前後方向成分と重心加速度の前後方向成分が一致する様子を観測しました．しかしこれで歩き始めの力学が解明されたと考えてはいけません．確かに一見すると床反力の前後方向成分が重心の前後方向の動きを「生み出した」ようにもみえました．しかしよく考えてみると，床反力は人間が床を押すから返ってくる反発力なのであって，床が人間を押してくれているわけではありません．床反力は人間の動きの原動力ではありません．ただたんに重心の加速度を反映している鏡のような存在です．床反力を計測すれば，それは重心の加速度を計測したのと同じことです．床反力と重心の加速度には原因と結果といった因果関係はありません．

■ 床反力
■ 重心の加速度

　因果関係に少しでもアプローチするためには，力と加速度の関係を学習しただけではだめなのです．これにアプローチするためには力学の「仕事」を理解する必要があります．これは決してわかりやすい概念ではないのですが大切な概念なので繰り返し説明しますので，わからなければ何回でも読んでください．

■ 力学の「仕事」

　図Ⅱ-6-1はAさんがBさんを100Nの力で押している様子です．いまAさんがBさんを押して1mだけ移動させたとします．このとき力学ではAさんは，

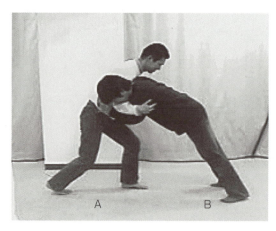

図Ⅱ-6-1　AさんがBさんを押す

6. 関節モーメントのパワー

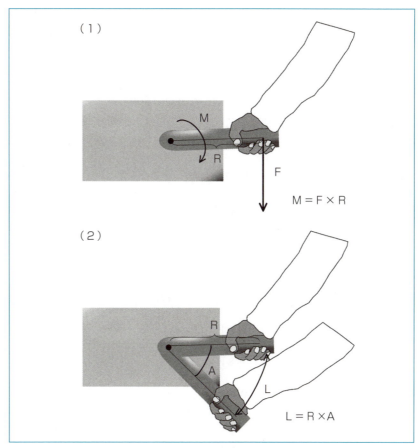

図Ⅱ-6-2 回転レバーの先端に力を加える

$$100\,\text{N} \times 1\,\text{m} = 100\,\text{J}（ジュール）$$

の仕事をBさんに対してしたといいます．このように仕事は力と（力を加えた方向の）移動距離との積で定義されます．そしてもしこの仕事を5秒かかってやったとすると1秒あたりでは，

$$100\,\text{J} \div 5\,秒 = 20\,\text{W}（ワット）$$

■ 仕事率
■ パワー

の仕事率であるといいます．仕事率のことをパワーといいます．移動距離をかかった時間で除せば速度になりますから，仕事を時間で除してパワーを求める代わりに，力に速度を乗じてもパワーが求められます．この場合は当然，力を加えた方向の速度を用いる必要があります．

■ 回転運動

回転運動にも仕事の概念が適用できます．図Ⅱ-6-2では回転レバーの先端に力Fを作用させています．レバーの長さをRとすれば力のモーメントMは，

$$M = F \times R$$

109

となります．レバーの先端を円にそってLだけ移動したとします．このとき仕事Wは，

$$W = F \times L$$

となります．これを別の表現にしてみましょう．レバーの最初の位置と最後の位置の角度をAとすれば，移動距離Lは以下のように表されます．このとき，角度は度でなくてラジアンで表現してください．

■ 移動距離
■ ラジアン

$$L = R \times A$$

数学が得意でない方には上の式はわかりづらいでしょうが，円弧の長さは半径と角度の積になるという式です．ただし角度はラジアンでなければなりません．数学でラジアンを使うのは上の式が使えるからです．度を使うと上の式にさらに$\pi/180$（$3.14/180 = 0.0174$）を乗じなければなりません．さて上の式を使うと仕事Wは以下のように表されます．

■ 仕事

$$W = F \times (R \times A)$$

最初の$F \times R$は力のモーメントなのですから結局，

$$W = M \times A$$

となります．すなわち仕事Wは力のモーメントMと角度Aの積で定義できます．さらにこれを時間で除せばパワーPが計算されます．角度を時間で除せば角速度になりますから，結局，パワーPは力のモーメントMと角速度ωの積でも計算できることになります．すなわち，

■ パワー
■ 角速度

$$P = M \times \omega$$

パワーPはその符号にも重要な意味があります．力のモーメントMの方向（時計回りか反時計回りか）と角速度ωの方向（時計回りか反時計回りか）が同一であればPはプラスの符号をもち，このとき正の仕事をしたと表現されます．もし両者が逆であればPはマイナスの符合をもち，負の仕事と呼びます．

■ 正の仕事
■ 負の仕事

■ 回転運動のパワー

回転運動のパワーについては，関節まわりの運動にあてはめることができます．図Ⅱ-6-3のように手におもりを持っていることを想像してください．このとき，上腕二頭筋が働いて肘関節まわりには反時計回りの関節モーメントMが作用しています．もしこの状態で肘を屈曲しておもりを持ち上げると，肘関節の角速度ωは反時計回りとなり関節モーメントMと同じ方向です．したがって，このときのパワーPはプラスとなり，上腕二頭筋は正の仕事をしたといいます．正の仕事は筋の短縮性収縮（求心性収縮）に対応します．逆に重力によっておもりが徐々に下がっていくのを上腕二頭筋で制動す

■ 短縮性収縮
■ 求心性収縮

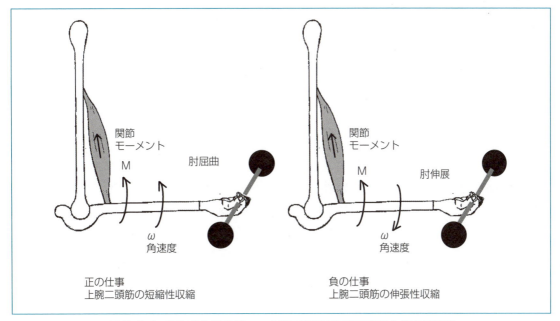

図Ⅱ-6-3　手におもりを持つ：上腕二頭筋の短縮性収縮と伸張性収縮

る場合を考えます．このとき肘関節は伸展していくので角速度ωは時計回りとなり，関節モーメントMと逆方向となります．この場合にはパワーPはマイナスとなり，上腕二頭筋は負の仕事をしたといいます．負の仕事は筋の伸張性収縮（遠心性収縮）に対応します．では，次の章からここで学んだ仕事とパワーを歩き始めのデータに適用してみましょう．

■ 伸張性収縮
■ 遠心性収縮

2 歩き始めの関節モーメントのパワー

■ 歩き始めの関節モーメントのパワー

　歩き始めの関節モーメントのパワーについて矢状面で考えてみましょう．足関節・膝関節・股関節の関節モーメントを計算してそれらにそれぞれの関節の角速度（回転の速度）を乗ずればパワーが計算できます．図Ⅱ-6-4 をみてください．動き始めの時点では各関節のパワーはそれほど大きくないのですが，振り出し脚が離地して身体が前方に倒れ込む時点では，支持脚の足関節モーメントのパワーが大きくなってきます．すなわち，この時期に支持脚の足関節は身体に対して仕事をしていることになります．振り出している脚のパワーはほとんどゼロです．離地した振り出し脚が着地すると，着地した脚の各関節のパワーは負になります．とくに膝関節のパワーが大きく負になります．これは膝関節の伸展筋群が伸張性収縮をして着地の衝撃を吸収していることに対応しています．

■ 歩き始めに身体全体で発生するパワー

■ 伸張性収縮（遠心性収縮）

■ 短縮性収縮（求心性収縮）

■ 歩行速度

　歩き始めに身体全体で発生するパワーをみるために，各関節のパワーをすべて合計し，さらに左右脚の値を合計した総合のパワーを 図Ⅱ-6-5 に示します．歩き始めの初期には正のパワーが優位であり，それが徐々に正のパワーと負のパワーが拮抗するようになります．負のパワーは筋の伸張性収縮（遠心性収縮）に対応し，正のパワーは短縮性収縮（求心性収縮）に対応しています．歩き始めの初期には全体として短縮性収縮によるパワーの発生によって歩行速度が上昇していき，やがて短縮性収縮と伸張性収縮とが拮抗するようになると，歩行速度はほぼ一定値に飽和していき，短縮性収縮と伸張性収縮の時々刻々の大小関係によって歩行速度に小さな変動が生じると考えられます．このように考えるとこれはまさに因果関係としての筋活動と重心の移動とが分析できたことになります．これは全体のストーリーとしてはほぼ正しいのですが，厳密にいえば補足が必要です．なぜなら，重心の移動に影響を与えるのは筋活動だけではないからです．筋活動がなくても人の身体重心を移動させることは可能です．これを理解するには力学的エネルギーを学習する必要があります．

6. 関節モーメントのパワー

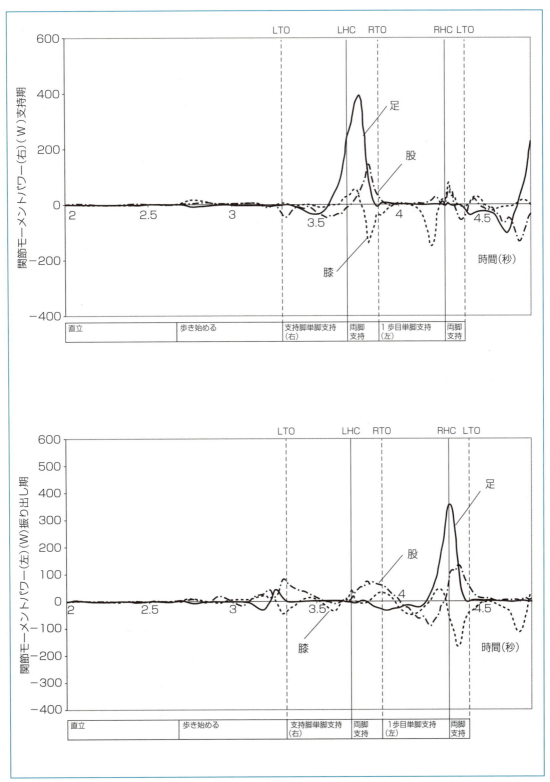

図Ⅱ-6-4　歩き始め：関節モーメントのパワー時間変化
（上：支持脚側，下：振り出し脚側）

第Ⅱ部　歩き始めの力学

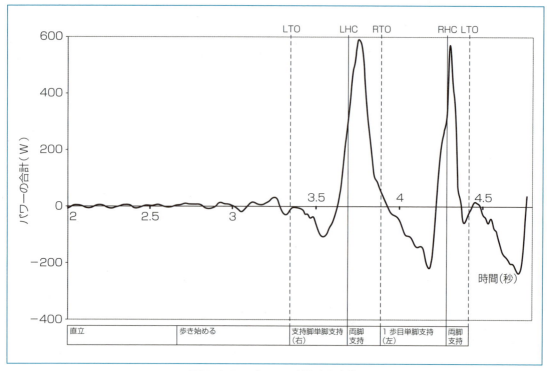

図Ⅱ-6-5　パワーの合計時間変化

7 力学的エネルギー

1 位置エネルギー

初

■ 仕事の定義

　仕事の定義は「力×移動距離」でした．この定義を物を持ち上げる場合に適用してみましょう．Aさんが50 kgのおもりを上方に持ち上げたとします．50 kgのおもりに働く重力は500 Nでした．さて，このおもりを持ち上げるのに必要な力はいくらでしょう．この辺は物理学者のずるいところで，このおもりを持ち上げるのに必要な力は500 Nであると考えます．500 Nだったら，保持するだけで上方に持ち上げられないではないかといわれるかもしれませんが，仮に501 Nだったら上方に勢いをつけてしまいますので，勢いをつけないでゆっくり持ち上げるのに必要な力は500 Nだと考えるのです．500 Nの力を加えてゆっくり上方に持ち上げ，1 mだけ上昇させたとします（図Ⅱ-7-1）．このときAさんは，

$$500 \text{ N} \times 1 \text{ m} = 500 \text{ J}$$

の仕事をこのおもりに対してしたことになります．物理学では仕事をされた物体はその分だけエネルギーが増えると考えます．つまり，この物体は1 m下にあったときに比較して500 Jだけエネルギーが上昇したといいます．このようにエネルギーの単位は仕事の単位と同じジュールです．単位は同じですが概念が違います．仕事は行為ですがエネルギーは状態です．

■ ジュール

　この物体は1 m下にあったときと比べて，外見的には何も変わっていません．変わっているのはその高さだけです．物理学では高いところにある物体は低いところにあった場合よりもエネルギーが高いと考えます．そしてこの分のエネルギーを位置エネルギーと呼んでいます．厳密にいえば「重力による位置エネルギー」といいます．位置エネルギーはもう少し広い概念ですが通常，位置エネルギーといえば重力による位置エネルギーを指すことが多いのです．位置エネルギーはそれを持ち上げるのに必要な力と，高さ方向の移動距離の積ですから

■ 位置エネルギー
■ 重力による位置エネルギー

$$位置エネルギー = 質量 \times 重力加速度 \times 高さ$$

■ 重力加速度

となります．重力加速度は g（9.8 m/s²）です．「グラム」ではなく「ジー」と読みます．位置エネルギーを計算する際に通常は床面の高さを基準にすることが多いのですが，いつもそうであるわけではありません．どこか基準に

第Ⅱ部　歩き始めの力学

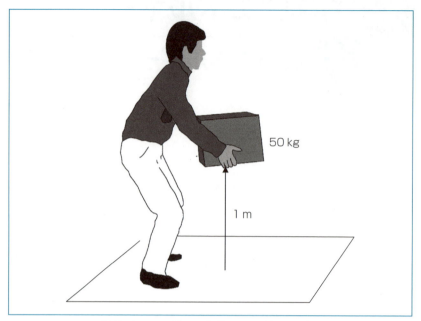

図Ⅱ-7-1　50 kg の物体を 1 m 持ち上げる

なる高さを定めて，そこに比較してどれくらい高いか低いかという表現の仕方をします．

2　運動エネルギー

■ 重力

　高いところにある物体は位置エネルギーが大きいという話をしました．ある物体を高いところまで持っていって，これを離したらどうなるでしょうか．重力に引っ張られて下に落ちていきます．このとき物体には重力という力が働いて，ある距離だけ移動したのですから，重力が物体に対して仕事をしたことになります．
　物体の質量を 50 kg，落ちた距離を 1.25 m とします．この間に重力は，

　　　500 N × 1.25 m = 625 J

の仕事をしたことになります．前に話したように物理学では，物体が仕事をされるとその物体のエネルギーが増えると考えます．この物体についていうと，高いところにあったときと 1.25 m 落ちた状態では位置エネルギーが減少した代わりに何が変わっているのでしょうか．まず最初静止していた物体が速度をもつようになりました．このように運動をしている物体がもっているエネルギーを運動エネルギーといいます．

■ 運動エネルギー

　図Ⅱ-7-2 をみてください．1.25 m 落ちた時点で速度を計測してみると，およそ 5 m/s となりました．物体はそのまま落ち続けるとして，最初の高さから 5 m 落ちた時点で同じように考えてみましょう．5 m 落ちた時点で重力のした仕事は，

　　　500 N × 5 m = 2500 J

です．速度を計測してみたら，およそ 10 m/s となりました．つまり落下速度が 5 m/s から 10 m/s と 2 倍になるのに，落下距離は 1.25 m から 5 m と 4 倍必要です．落下距離が 4 倍なのですから，仕事も 4 倍になります．このようなことから，運動エネルギーは速度を v，質量を M とすると，

　　　運動エネルギー = $(1/2) M v^2$

と考えると，つじつまが合うことになります．速度が 5 m/s の時点で運動エネルギーは，

　　　$(1/2) \times 50 \text{ kg} \times (5 \text{ m/s})^2 = 625$ J

第Ⅱ部 歩き始めの力学

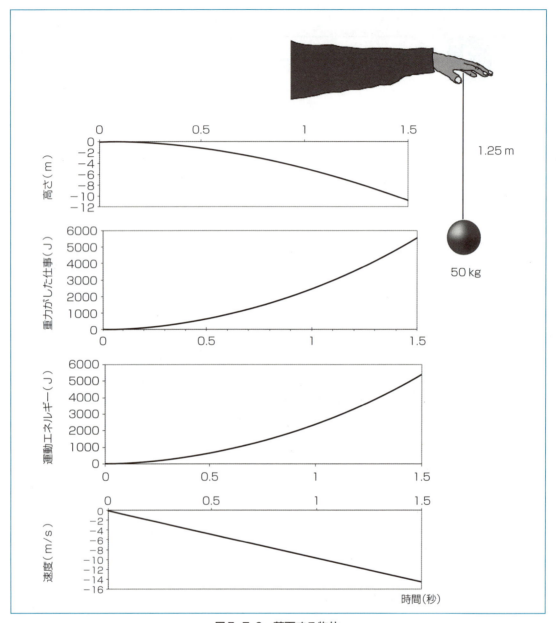

図Ⅱ-7-2 落下する物体

速度が 10 m/s の時点で運動エネルギーは，

$$(1/2) \times 50 \text{ kg} \times (10 \text{ m/s})^2 = 2500 \text{ J}$$

となって，重力がした仕事と一致します．

3　力学的エネルギーの保存

前節で，基準より高いところにあった物体の位置エネルギーが 625 J であったとき，その物体が基準の位置に落ちたときには，位置エネルギーがゼロになった代わりに，運動エネルギーが 625 J となることを示しました．位置エネルギーがゼロになった代わりにそれと同じだけの運動エネルギーが上昇したところがミソなのです．つまり位置エネルギーが運動エネルギーに置き換わったと考えられるのです．運動力学では位置エネルギーと運動エネルギーを力学的エネルギーと呼びます．物体が高い位置から「勝手に」落ちたときに，重力が仕事をしたと考えずに，物体には位置エネルギーが「内在」していて，これが運動エネルギーに姿を変えたとみなすのです．このように考えると落下している物体は，位置エネルギーと運動エネルギーの値は変わりますが，両者を足した合計の力学的エネルギーの値は変わりません．このような状況のとき，力学的エネルギーが保存されているといいます．ただし注意しなければならないのは，これは物体が「勝手に」落ちている場合であって，誰かが落ちる最中にさらに力を加えたり，落ちるのを妨げる力を加えたりしていては力学的エネルギーは保存されません．

■ 力学的エネルギー

■ 力学的エネルギーの保存

上記では位置エネルギーが運動エネルギーに変換される場合を取り上げましたが，逆の場合を考えてみましょう．誰かが 50 kg の物体を上方に 5 m/s の速度で投げ上げたとしましょう（図Ⅱ-7-3）．このとき運動エネルギーは，

■ 運動エネルギー

$$\begin{aligned}
運動エネルギー &= 1/2\ M\ v^2 \\
&= (1/2) \times 50\ \text{kg} \times (5\ \text{m/s})^2 \\
&= 625\ \text{J}
\end{aligned}$$

です．放り上げられた物体はどんどん上に上がっていきますが，同時に速度はどんどん小さくなっていきます．すなわち運動エネルギーが位置エネルギーに置き換わって，運動エネルギーが減っていっているのです．しまいにはすべての運動エネルギーが位置エネルギーに置き換わってしまいます．この物体の最初の運動エネルギーは 625 J だったのですから，これが全部位置エネルギーに置き換わったとすれば，最高の位置まで到達したとき位置エネルギーは 625 J のはずです．位置エネルギーは重力×高さですから，625 J を重力の 500 N で除せば，到達高さは 1.25 m ということになります．

■ 位置エネルギー

第Ⅱ部　歩き始めの力学

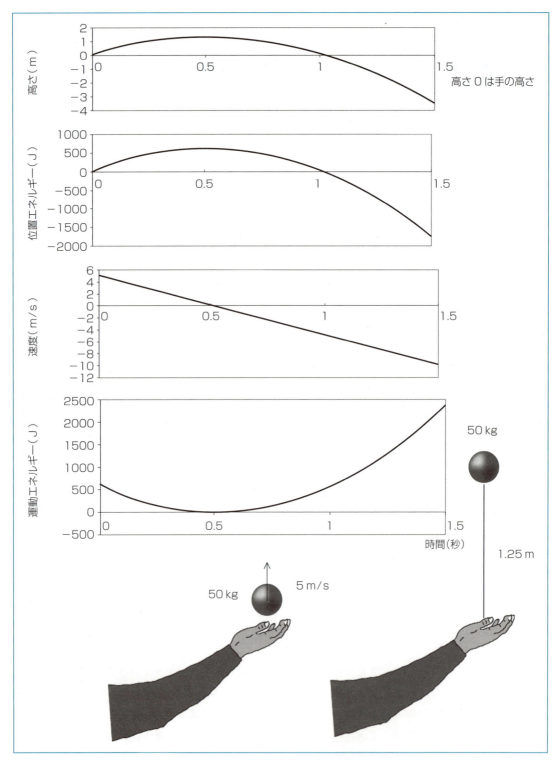

図Ⅱ-7-3　物体を投げ上げる

7. 力学的エネルギー

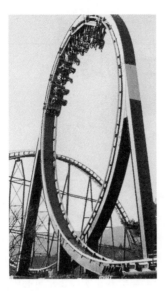

図Ⅱ-7-4　ジェットコースターは動力なしでも動き続ける

　最高点に達すると今度は下降を始めます．すなわち，位置エネルギーが運動エネルギーに変換されます．このように位置エネルギーと運動エネルギーは相互に変換され，エネルギーのロスがなければ，その和はいつも一定になります．

　位置エネルギーと運動エネルギーが相互に変換されるよい例がジェットコースターです（**図Ⅱ-7-4**）．ジェットコースターには動力がついていません．最初にチェーンで高い出発点に上げられたあとは，位置エネルギーを運動エネルギーに変換し，そしてその運動エネルギーを位置エネルギーとし，これを繰り返しながら高い位置では速度が弱まり，低い位置では速い速度になりながら，最終目的地に到着するのです．

　どうしてこんなことを学んだのでしょう．実はジェットコースターと同じようなことが人の歩き始めや歩行でも起きているかどうかをみるためです．

121

4　身体の力学的エネルギー

■ 3次元座標測定装置
（歩行計測システム）

■ 位置エネルギー
■ 重心の速度
■ 運動エネルギー

■ 身体各体節の重心

■ 身体全体の位置エネ
　ルギー

　前節では位置エネルギーは「質量×重力加速度×重心高さ」であり，運動エネルギーは「(1/2)×質量×重心速度2乗」であることを学びました．3次元座標測定装置（歩行計測システム）で身体の動きをコンピュータに取り込むと身体重心はたやすく計算できます．当然重心の高さもわかりますからこれから位置エネルギーが計算できます．また重心の位置が求まればこれを微分して（4.2参照）重心の速度もたやすく計算でき，運動エネルギーも計算できます．おおざっぱな近似計算としてはこれで十分です．しかし身体は姿勢によって形が変わるのですから，これではあまりにおおざっぱです．もう少し実情に近い計算をするには，身体を体節に分割して考え，個々の体節の力学的エネルギーを計算します．

　「第Ⅰ部　立ち上がり動作の分析」では身体各体節の重心を考えました（図Ⅱ-7-5）．ここでも同じように身体を7つの体節に分けて，1から7までの番号をつけ1番目の体節の質量を m_1，重心の高さを h_1，そして重力加速度を g とすると1番目の体節の位置エネルギーは $m_1 \cdot g \cdot h_1$ になります．身体

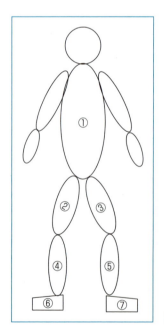

図Ⅱ-7-5　7リンクモデル

全体の位置エネルギーはこれを全部合計すればいいのですから,

$$身体の位置エネルギー = m_1 \cdot g \cdot h_1 + m_2 \cdot g \cdot h_2 + m_3 \cdot g \cdot h_3 + \cdots + m_7 \cdot g \cdot h_7$$

となります. ところが面白いことに上の式から g をくくり出すと,

$$身体の位置エネルギー = (m_1 \cdot h_1 + m_2 \cdot h_2 + m_3 \cdot h_3 + \cdots + m_7 \cdot h_7) \cdot g$$
$$= M \cdot h_G \cdot g$$

となります. M は身体全体の質量, h_G は身体全体の重心の高さです. どうして上の式が成り立つかというと, 重心の定義から,

$$h_G = (m_1 \cdot h_1 + m_2 \cdot h_2 + m_3 \cdot h_3 + \cdots + m_7 \cdot h_7)/M$$

であるからです. これでは最初から身体全体の重心の位置エネルギーを計算するのと, 身体各部の位置エネルギーを計算してそれを合計するのとは同じものになりました. 実はもともと身体全体の重心というのは, このような目的を満足するものとして考えられたものなのです. 位置エネルギーを考えた場合, 体重心はまさに身体全体を代表する点といえます.

■ 体重心

どうしてこんな回りくどい説明をしたかというと, 運動エネルギーと対比させるためです. 運動エネルギーについては個々の体節の運動エネルギーを合計したものが体重心の運動エネルギーに一致するというわけにはいきません. 仮に身体が姿勢を変えずに, すべての体節が同じ方向に同じ速度で移動していたとしましょう. すなわち, $v = v_1 = v_2 = v_3 = \cdots = v_7$ とします.

姿勢が変わらないときの運動エネルギーは,

$$運動エネルギー = (1/2) \cdot m_1 \cdot v^2 + (1/2) \cdot m_2 \cdot v^2 + (1/2) \cdot m_3 \cdot v^2 + \cdots + (1/2) \cdot m_7 \cdot v^2$$
$$= (1/2) \cdot (m_1 + m_2 + m_3 + \cdots + m_7) \cdot v^2$$
$$= (1/2) \cdot M \cdot v^2$$

■ 体重心の運動エネルギー

となって, この場合には体重心の運動エネルギーとして計算した結果と同じになります. しかし身体運動では, すべての体節が同じ方向に同じ速度で動くことはほとんど想定できません. 立脚期の足部の移動速度はほとんどゼロですし, 遊脚期の脚は立脚期の脚を追い越していくわけですからそれよりずっと速くなります. 体節の運動エネルギーの和は, 体重心の運動エネルギーよりも常に大きな値になります. どれくらい大きくなるかというと, 仮に体重心が動かないと仮定し, 体重心を原点として各体節の運動エネルギーを計算した和の分だけ大きくなります.

■ 体節の運動エネルギーの和

ところが上記の話は体節が回転しない場合の話で, 体節が回転する場合はもっと複雑になります. 話を単純化するためにある体節の重心は移動しない

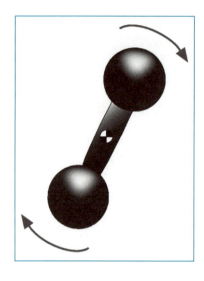

図Ⅱ-7-6　重心が動かずに回転する物体

で，その重心まわりに回転のみが起こっているとします（図Ⅱ-7-6）．上記の計算では，その体節は移動速度がゼロなのですから運動エネルギーはゼロと思われるかもしれません．しかしよくみると体節の先端部は回転しているのですから運動速度をもっています．先端部にも質量はあり，その質量が速度をもっているのですから当然運動エネルギーがあると考えられます．速度は回転の速度（角速度）に依存し，しかも重心からの距離によっても変わります．体節の各部分によって速度が異なり，しかもその各部分の質量が関係するのですから体節の質量分布も運動エネルギーに影響を与えます．この場合の質量分布は，重心まわりの慣性モーメントという回転のしにくさを表す値で表せます．結局，回転している物体の回転に伴う運動エネルギーは，

■ 運動速度

■ 回転の速度（角速度）

■ 重心まわりの慣性モーメント

■ 物体の回転に伴う運動エネルギー

$$\text{回転に伴う運動エネルギー} = (1/2) \times \text{慣性モーメント} \times \text{角速度}^2$$

で表せます．各体節の運動エネルギーにはこの値も加算されます．このように運動エネルギーの計算は位置エネルギーの計算よりも複雑ではありますが，コンピュータを活用し，生体力学定数（各体節の重心位置・質量・慣性モーメント）を知って，運動学的データが得られていれば容易に計算できます．

■ 生体力学定数

5　歩き始めの身体の力学的エネルギー

　図Ⅱ-7-7は前節の方法で歩き始めの体幹の位置エネルギーと運動エネルギーならびに両者の和を計算したものです．静止時には運動エネルギーはほぼゼロです．位置エネルギーは静止時の重心高さを基準にしましたので，静止時にはゼロです．運動エネルギーは歩行開始後徐々に大きくなって，多少の変動を伴いながらある値に飽和していきます．一方の位置エネルギーは歩行開始後負の値になります．これは重心高さが静止時よりも低くなっていることに対応しています．その後，増減を繰り返しますが，ピークのときでもほぼゼロです．着目していただきたいのは身体が最初に動き始める時点での運動エネルギーと位置エネルギーの関係です．位置エネルギーが小さくなって，それとほぼ同じ分量だけ運動エネルギーが大きくなっています．この期間には両者の和はほぼゼロの値が保たれています．この時期は直立していた

■ 静止時の重心高さ

■ 位置エネルギー
■ 運動エネルギー

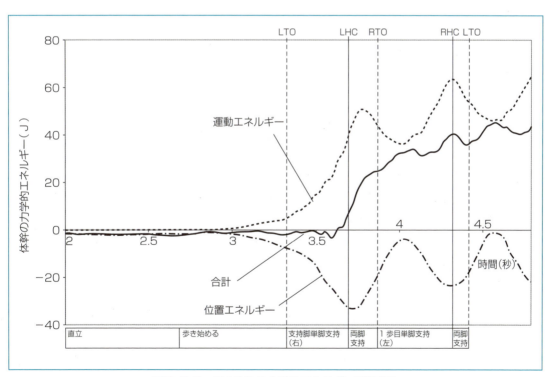

図Ⅱ-7-7　歩き始めの力学的エネルギー時間変化

■ **力学的エネルギーの保存**

■ **健常人の普通の歩き出し**

身体が前方に倒れかかる時期です．この時期における力学的エネルギーが一定値（ゼロ）を保っているということは，力学的エネルギーの保存が行われている，すなわち位置エネルギーが運動エネルギーに変換されているということを示しています．

このことから，健常人の普通の歩き出しの場合には，筋活動によって身体を前方に押し出しているというよりも，重力の作用によってゆっくりと滑らかに身体を前方に倒す，と考えたほうがよいように思えます．やがて，力学的エネルギーは徐々に増加を始めますが，これには筋が仕事をすることが必要であり，これはすでに第6章で示したとおりです．力学的エネルギーが増加している期間では，全体として正の仕事が優勢であり，力学的エネルギーが減少している期間では，全体として負の仕事が優勢です．

8 速さを変えた歩き始め

■ 意識して速く歩き始めたときの動き

図Ⅱ-8-1に意識して速く歩き始めたときの動きを示します．矢状面と前額面でよく観察してください．このときのグラフを以下に示します．

- ・床反力　　　　　　　　　　　　図Ⅱ-8-2
- ・合成床反力作用点と重心の動き　図Ⅱ-8-3
- ・関節モーメント　　　　　　　　図Ⅱ-8-4
- ・関節モーメントのパワー　　　　図Ⅱ-8-5
- ・力学的エネルギー　　　　　　　図Ⅱ-8-6

■ 普通の速さの歩き始め

それぞれ普通の速さの歩き始めの以下のデータと比較してみてください．

- ・床反力前後方向成分　　　　　　図Ⅱ-4-6（p.88）
- ・床反力左右方向成分　　　　　　図Ⅱ-4-8（p.90）
- ・床反力上下方向成分　　　　　　図Ⅱ-4-9（p.91）
- ・合成床反力作用点と重心の動き　図Ⅱ-3-5（p.77，78）
- ・矢状面内の関節モーメント　　　図Ⅱ-5-9（p.101）
- ・股関節内外転モーメント　　　　図Ⅱ-5-15（p.106）
- ・関節モーメントのパワー　　　　図Ⅱ-6-4（p.113）
- ・力学的エネルギー　　　　　　　図Ⅱ-7-7（p.125）

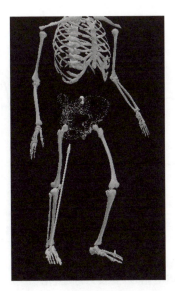

図Ⅱ-8-1　速い歩き始め：重心，左右床反力ベクトル，合成床反力ベクトル

第Ⅱ部 歩き始めの力学

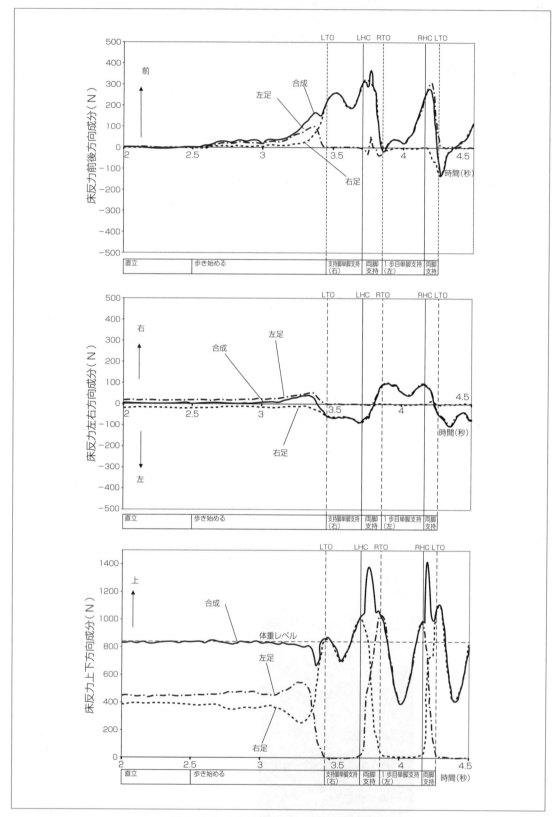

図Ⅱ-8-2　速い歩き始め：床反力時間変化

8. 速さを変えた歩き始め

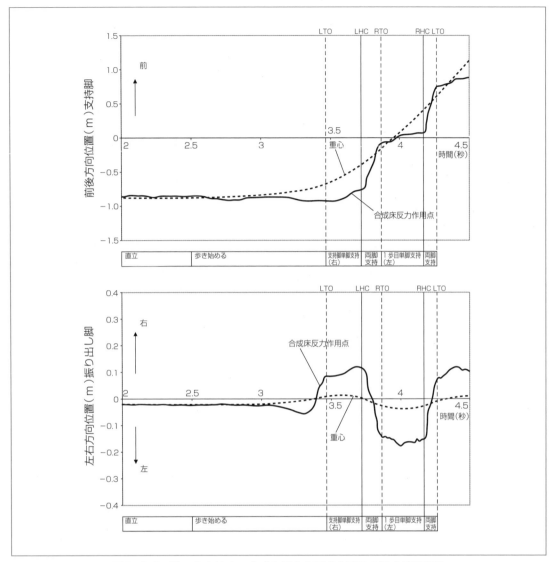

図Ⅱ-8-3　速い歩き始め：合成床反力作用点と重心の動き時間変化

■ 速い歩き始め

■ 力学的エネルギーの保存

　速い歩き始めでは床反力のピーク値が大きく，合成床反力作用点と重心のずれも大きくなります．関節モーメントのピーク値も大きく，今まで述べてきたことがより極端に現れていることがわかります．しかし，力学的エネルギーの保存はここでも成り立っていて，歩き始めが重力を利用した動きであることに変わりがありません．

129

第Ⅱ部 歩き始めの力学

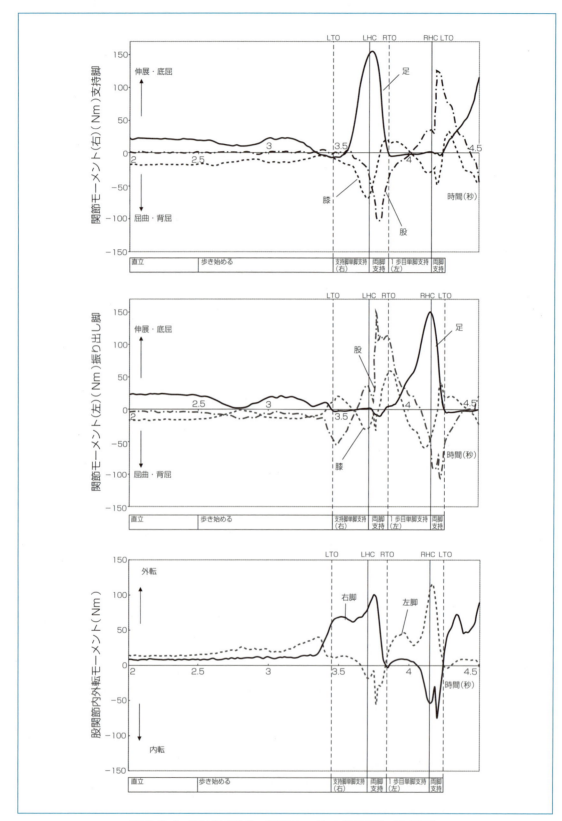

図Ⅱ-8-4 速い歩き始め：関節モーメント時間変化（矢状面）

8. 速さを変えた歩き始め

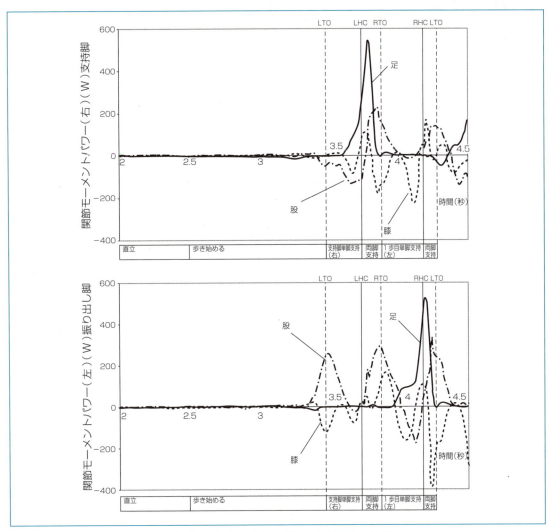

図Ⅱ-8-5　速い歩き始め：パワー時間変化（矢状面）

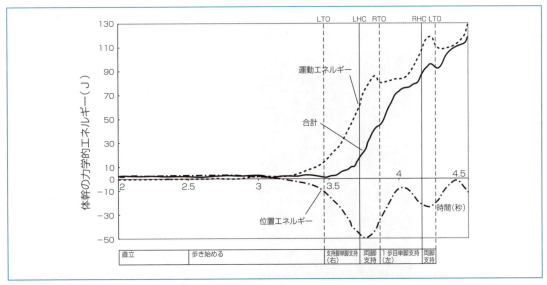

図Ⅱ-8-6　速い歩き始め：力学的エネルギー時間変化

131

9　歩き終わりの力学

■ 普通の速さの歩き終わりの動き

　一定速度で歩く定常歩行については第Ⅲ部で述べますから，ここでは歩き終わりについてみてみましょう．図Ⅱ-9-1に普通の速さの歩き終わりの動きを示します．矢状面と前額面でよく観察してください．このときのグラフを以下に示します．

　普通の速さの歩き終わりを示します．ここでは，左脚に右脚をそろえて止まる動きを示します．

- ・床反力　　　　　　　　　　　　　　図Ⅱ-9-2
- ・合成床反力作用点と重心の動き　　　図Ⅱ-9-3
- ・関節モーメント　　　　　　　　　　図Ⅱ-9-4
- ・関節モーメントのパワー　　　　　　図Ⅱ-9-5
- ・力学的エネルギー　　　　　　　　　図Ⅱ-9-6

■ 速い速度の歩き終わり

　次に速い速度の歩き終わりを示します．

- ・CG 動画　　　　　　　　　　　　　　図Ⅱ-9-7
- ・床反力　　　　　　　　　　　　　　図Ⅱ-9-8
- ・合成床反力作用点と重心の動き　　　図Ⅱ-9-9
- ・関節モーメント　　　　　　　　　　図Ⅱ-9-10

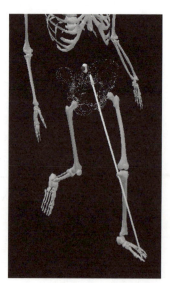

図Ⅱ-9-1　普通の歩き終わり：重心，左右床反力ベクトル，合成床反力ベクトル

9. 歩き終わりの力学

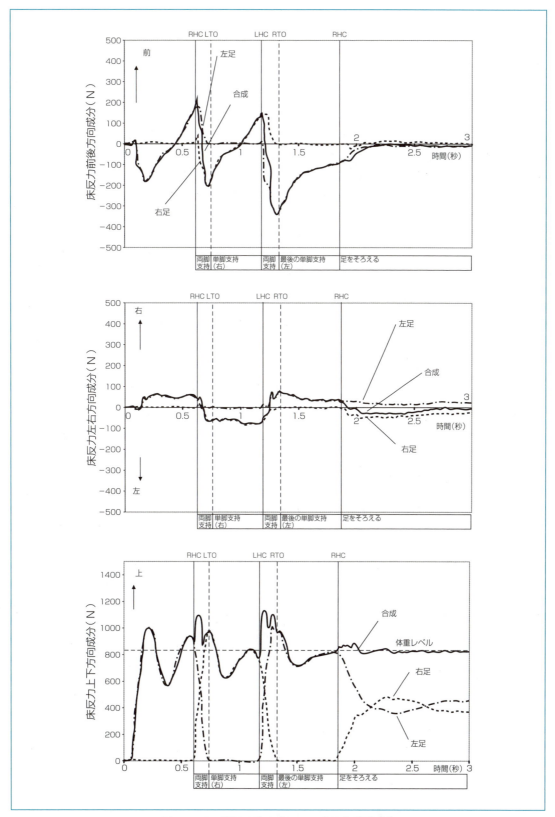

図Ⅱ-9-2　普通の歩き終わり：床反力時間変化

133

第Ⅱ部　歩き始めの力学

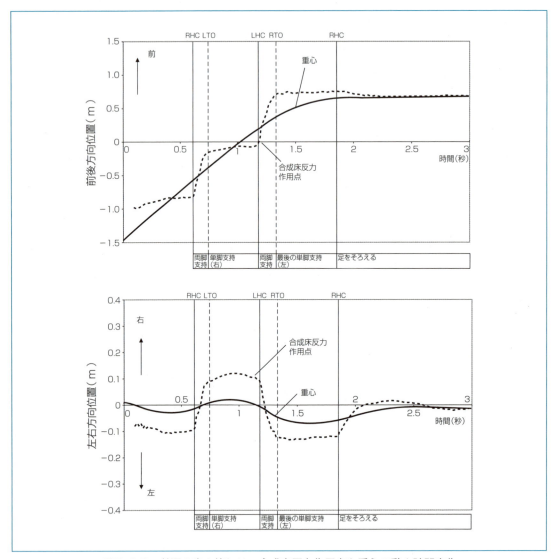

図Ⅱ-9-3　普通の歩き終わり：合成床反力作用点と重心の動き時間変化

9. 歩き終わりの力学

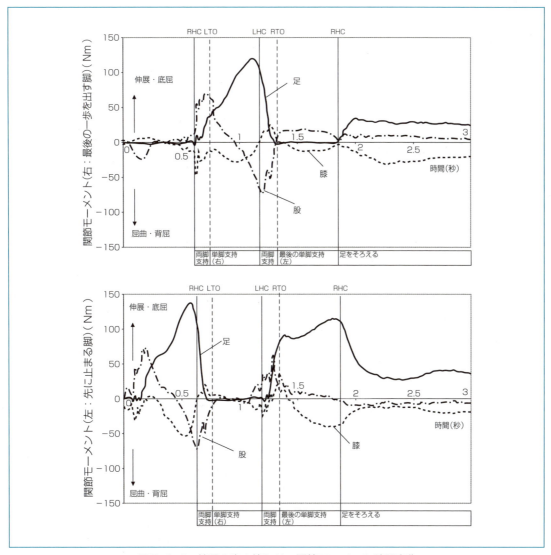

図Ⅱ-9-4　普通の歩き終わり：関節モーメント時間変化

第Ⅱ部 歩き始めの力学

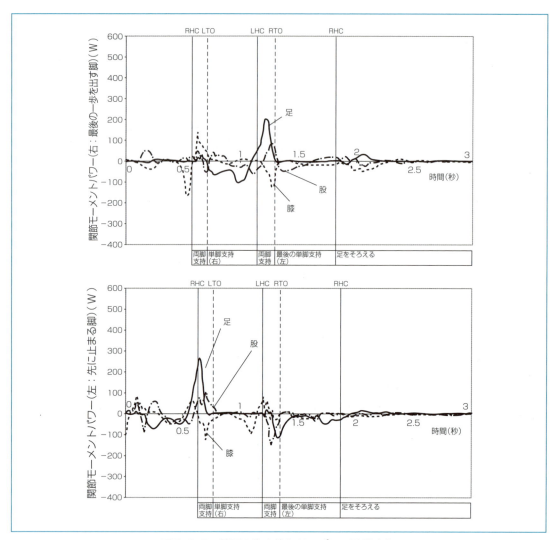

図Ⅱ-9-5 普通の歩き終わり：パワー時間変化

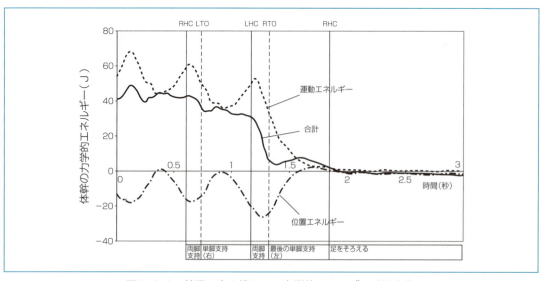

図Ⅱ-9-6 普通の歩き終わり：力学的エネルギー時間変化

9. 歩き終わりの力学

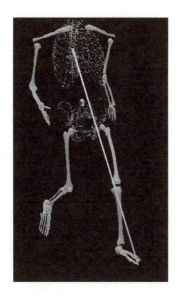

図Ⅱ-9-7 速い歩き終わり：重心，左右床反力ベクトル，合成床反力ベクトル

・関節モーメントのパワー　　図Ⅱ-9-11
・力学的エネルギー　　　　　図Ⅱ-9-12

　歩き終わりのときの重心・床反力作用点の移動や床反力ベクトルの成分は，歩き始めのデータの時間を逆にし，さらに前後方向を逆にしてみてみるとそっくりなデータになります．歩き終わりは歩き始めの力学を逆になぞったものといえるでしょう．

■床反力の前後方向成分

　床反力の前後方向成分は，歩き終わり前の数歩では推進成分よりも制動成分の方が大きくなります．このとき膝や足関節のパワーはマイナスとなり，これらの関節まわりの筋によって負の仕事がなされてエネルギーが吸収されていることがわかります．床反力作用点は最後の一歩で重心を通り越し，後ろ向きの床反力によって重心を停止させます．歩き始めでは床反力作用点を後退させて前向きの床反力で身体を押し出しますが，歩き終わりでは床反力作用点を先回りさせて前からの後ろ向き床反力で重心の動きを止めています（図Ⅱ-9-13）．これは手の上に載せて前方に動かしていたバットの動きを止める場合とまったく同じです．

■床反力作用点

■後ろ向き床反力

　仕事についてみると，歩き終わりには負の仕事が優勢になるので力学的仕事が減少します．とくに運動エネルギーはほぼゼロになり，位置エネルギーのみになって最終的に静止状態になります．

■静止状態

第Ⅱ部　歩き始めの力学

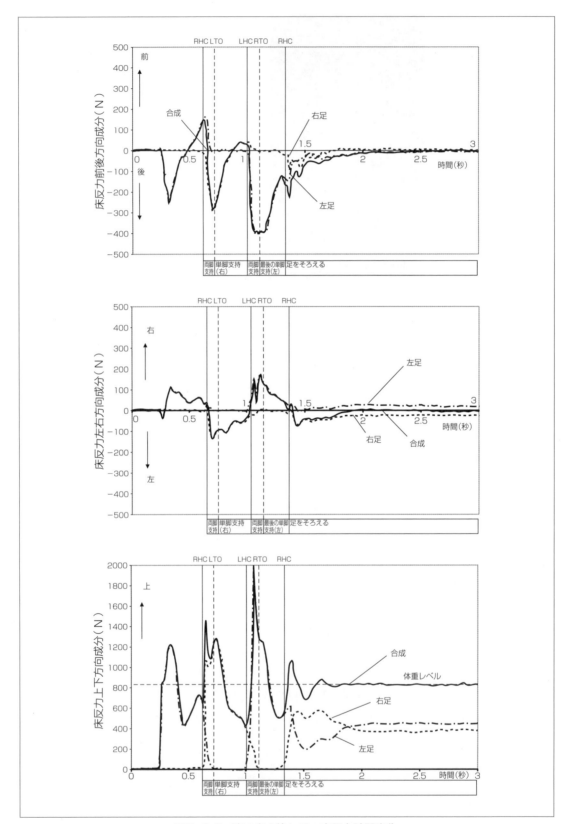

図Ⅱ-9-8　速い歩き終わり：床反力時間変化

9. 歩き終わりの力学

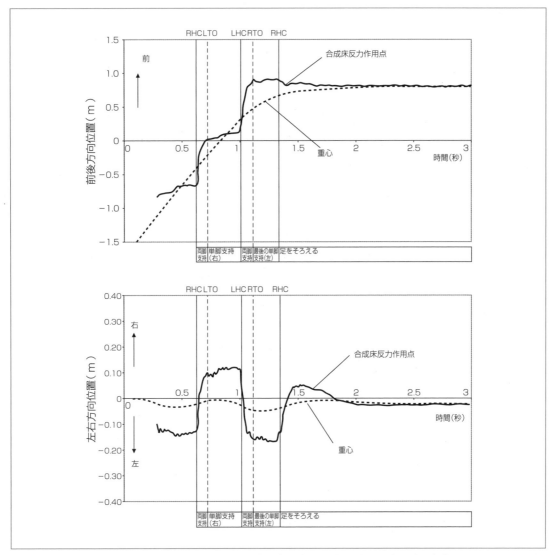

図Ⅱ-9-9　速い歩き終わり：合成床反力作用点と重心の動き時間変化

第Ⅱ部　歩き始めの力学

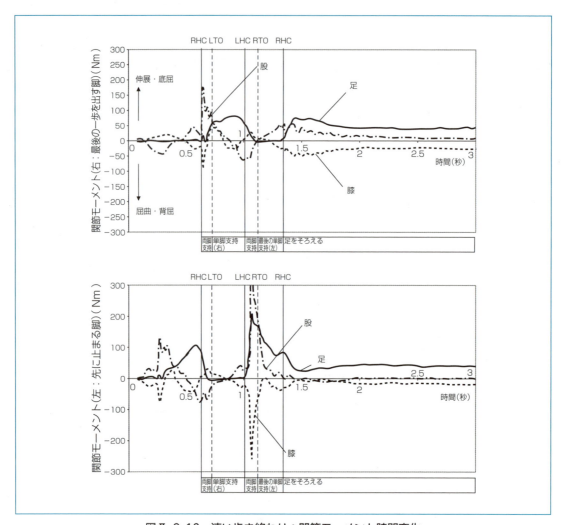

図Ⅱ-9-10　速い歩き終わり：関節モーメント時間変化

9. 歩き終わりの力学

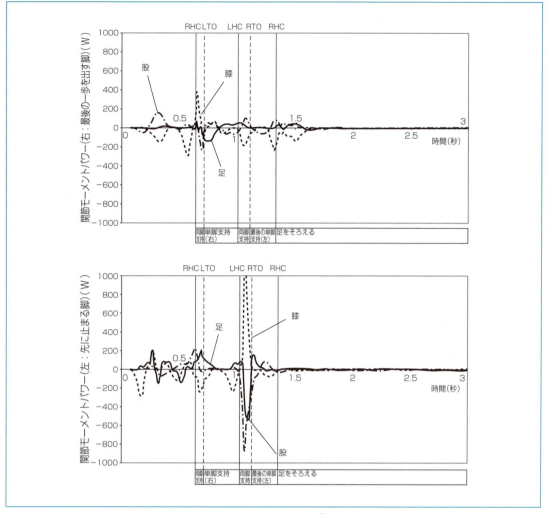

図Ⅱ-9-11　速い歩き終わり：パワー時間変化

第Ⅱ部　歩き始めの力学

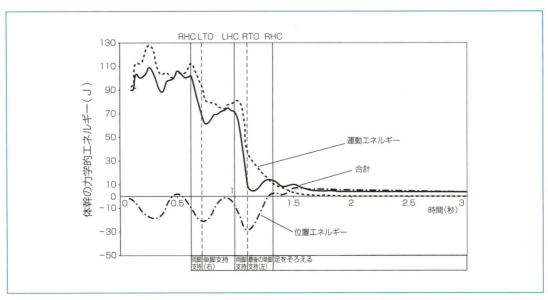

図Ⅱ-9-12　速い歩き終わり：力学的エネルギー時間変化

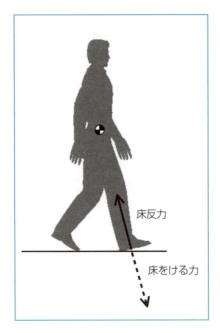

図Ⅱ-9-13　速い歩き終わり：前方からの床反力で重心の動きを止める

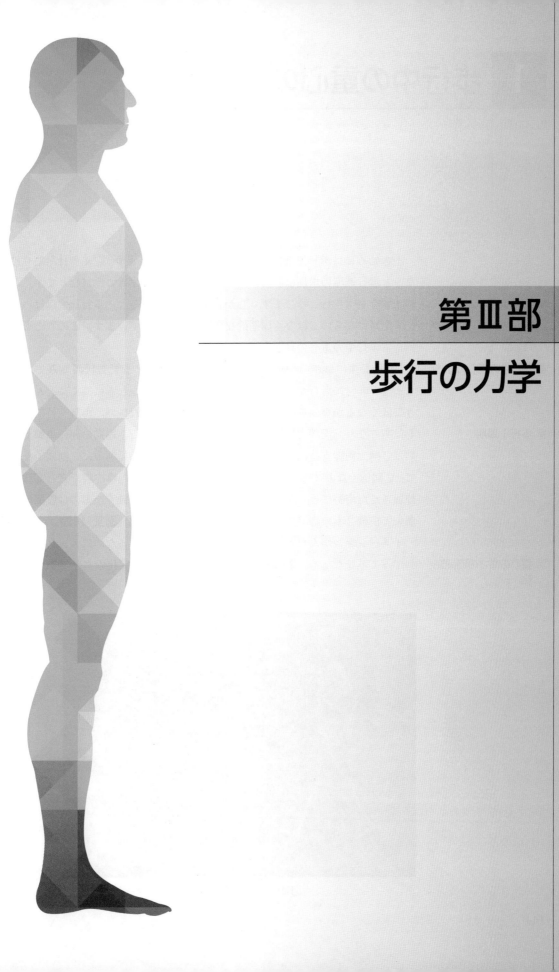

第Ⅲ部

歩行の力学

1 歩行中の重心の動き

■ 定常歩行

歩き始めには歩行速度は徐々に大きくなっていきますが，4歩目あたりになると歩行速度の増加は収まり，ある一定値に飽和するようになります．この状態を定常歩行と呼びます．しかしながらよくみると，歩行速度はけっして一定値になるのではなく周期的な変動を繰り返しています．このことも含め定常歩行中の重心の動きを観察してみましょう．

■ 歩行中の重心の動き

図Ⅲ-1-1 には歩行中の重心の動きを示します．まず矢状面でみてみましょう．非常に滑らかに上下動をしています．どんなときに高く，どんなときに低くなるかをスローで再生してよく観察してください．単脚支持期で重心は高くなり，両脚支持期で低くなっています．歩行1周期の間に単脚支持

■ 歩行1周期

期は2回，両脚支持期は2回ありますから，重心は1周期中に2回高くなって，2回低くなります．単脚支持期に重心が高くなるのは片脚で立って膝を伸展させた姿勢に近くなるからであり，両脚支持期で低くなるのは股関節を開いて前後2本の脚で立った姿勢に近くなるからです（図Ⅲ-1-2）．

イメージをつかんだところで，もっと詳細に観察するためにデータを時系列でみてみましょう．図Ⅲ-1-3 は重心の高さの時間変化のグラフです．た

■ 重心の高さの時間変化

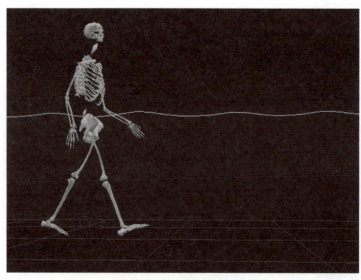

図Ⅲ-1-1　歩行中の重心

1. 歩行中の重心の動き

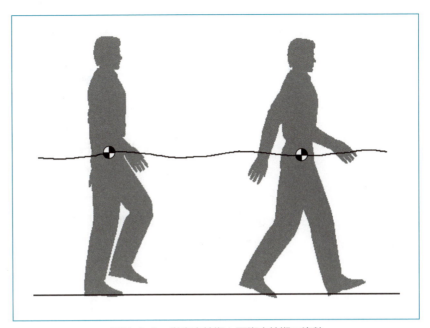

図Ⅲ-1-2　単脚支持期と両脚支持期の姿勢

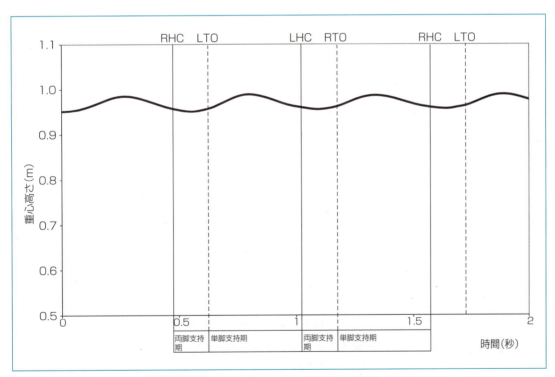

図Ⅲ-1-3　歩行中の重心高さの時間変化

第Ⅲ部　歩行の力学

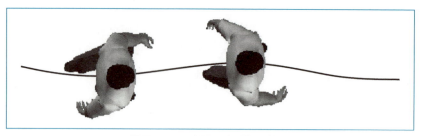

図Ⅲ-1-4　水平面内重心の軌跡

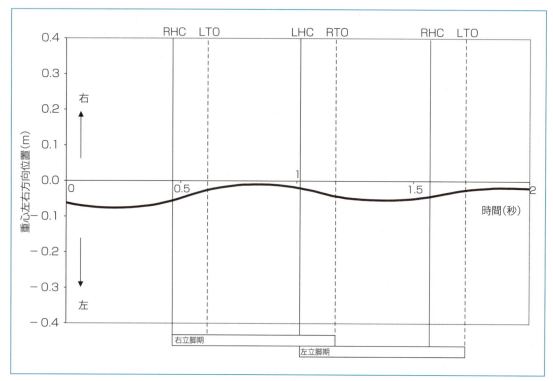

図Ⅲ-1-5　重心の左右方向時間変化

しかに単脚支持期で重心は高くなっていますし，両脚支持期で低くなっています．両者の差は2 cm程度です．単脚支持期での重心の高さを静止立位と比べてみると，静止立位よりもわずかに低くなっています．これは歩行中の単脚支持期では膝が完全には伸展していないからです．

■ 水平面の重心の動き　　次に図Ⅲ-1-1を上からみて，水平面の重心の動きを観察してみましょう．右脚の単脚支持期に重心は右にシフトしています．左脚の単脚支持期に左にシフトしています（図Ⅲ-1-4）．ただしシフトの量はごくわずかです．図Ⅲ-1-5に重心の左右方向位置の時間変化を示します．変動量はおよそ3 cmです．さらに図Ⅲ-1-1を後ろからみて前額面の動きを観察してみましょう．重心の動きの軌跡をズームアップして間近でみるとなにやら蝶の形のように

■ 重心の左右方向位置の時間変化

■ 前額面の動き

1. 歩行中の重心の動き

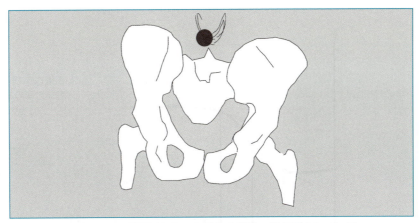

図Ⅲ-1-6　前額面からみた重心の軌跡：蝶の形をしている

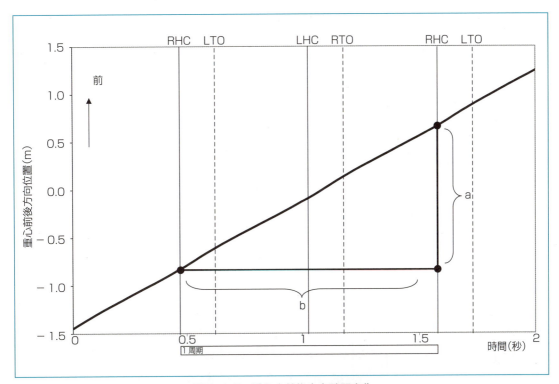

図Ⅲ-1-7　重心の前後方向時間変化

みえます（図Ⅲ-1-6）.

■ 重心の前後方向位置
■ 歩行速度

　図Ⅲ-1-7は重心の前後方向位置の時間に対するグラフです．右肩上がりの直線のようにみえます．ここでちょっと脱線して，このデータから歩行速度を計算してみましょう．歩行速度は移動距離を所要時間で割ったもので

第Ⅲ部　歩行の力学

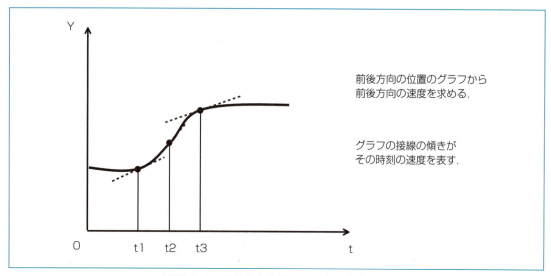

図Ⅲ-1-8　前後方向位置から速度を計算する

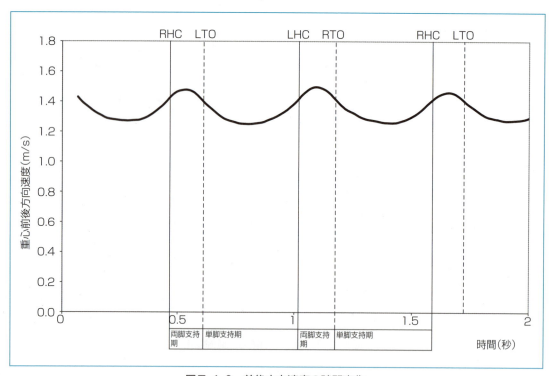

図Ⅲ-1-9　前後方向速度の時間変化

- 1周期の間の移動距離
- 1周期中の平均速度

す．1周期の間の移動距離は図Ⅲ-1-7のaです．1周期時間は横軸の最初から最後までの時間ですからbです．aをbで割ったものは図Ⅲ-1-7の直線の傾きに相当します．これがこの被験者の1周期中の平均速度になります．1周期の平均速度ではなくて，ある特定の時期の速度が知りたければ，着目す

■ 瞬間速度

■ 重心の前後方向速度

る期間を狭めて計算します．この直線の傾きが，この期間の平均速度になります．この期間を極限まで狭めて考えると微分演算をすることになり，この操作を行うとその時間の瞬間速度が求められます（図Ⅲ-1-8，第Ⅱ部4章参照）．コンピュータで重心位置を微分して重心速度を計算することができますが，これは瞬間速度ではなくてあるコマと次のコマとの間の平均速度です．しかし毎秒60コマ程度で計測すると十分に瞬間速度に近いデータが得られます．図Ⅲ-1-9は重心の前後方向位置を微分して求めた前後方向速度です．一見すると一定速度であるようにみえた重心の動きですが，速度を計算してみると周期的な変動をしていることがわかります．このグラフより，重心の前後方向速度は両脚支持期で大きく，単脚支持期で小さくなることがわかります．

2 歩行中の床反力

1 左右合成床反力

■ 床反力ベクトル

歩行を学んだことのある人が歩行中の床反力と聞くと，ほとんどの場合，二峰性の波形を連想することと思います．この波形は左右各足の床反力上下方向成分の時間変化ですが，ここでは左右各足の床反力の前に左右合成の床反力について考えていきます．図Ⅲ-2-1 をみてみましょう．ここでは，床反力をベクトルで表しています．CG 動画では右足の床反力ベクトルを赤，左足を青，左右合成を白で表します．いうまでもありませんが，先ほど述べた二峰性の波形は片方の足の床反力のベクトルの長さを上下・前後・左右の3方向の成分に分解して，上下方向成分の大きさの時間変化を表したものです（図Ⅲ-2-2）．図Ⅲ-2-1 でわかるように床反力は3次元的に変化しますから，床反力を理解するには上下方向成分の大きさだけでなく前後・左右方向成分の大きさと床反力ベクトルの根元の座標である床反力作用点の座標についても知らなければなりません．これらすべてを直感的に理解するには図Ⅲ-2-1 のような CG 動画が最適ですが，ここでは CG 動画を参考にしながら各成分についてみていきます．

■ 床反力作用点の座標

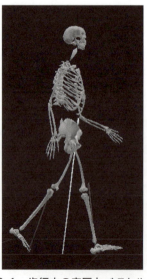

図Ⅲ-2-1 歩行中の床反力ベクトル（真中の白い線が合成床反力）

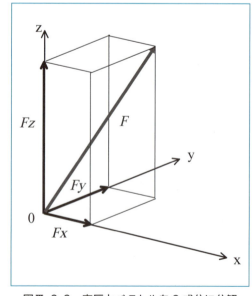

図Ⅲ-2-2 床反力ベクトルを3成分に分解

2. 歩行中の床反力

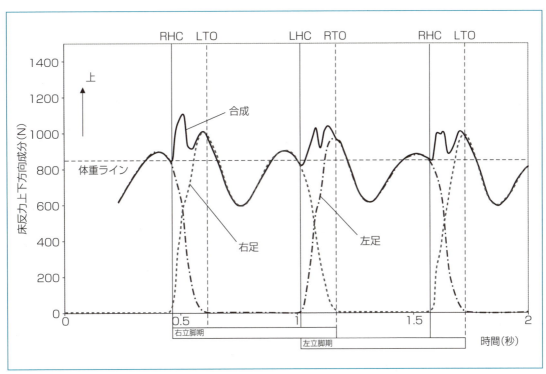

図Ⅲ-2-3 上下方向床反力時間変化（右足：点線，左足：鎖線，合成：実線）

■ 床反力の上下方向成分の時間変化

まず上下方向です．床反力の上下方向成分の時間変化を 図Ⅲ-2-3 に示します．右足を点線，左足を鎖線，左右合成を実線で示します．左右各足の床反力がおなじみの二峰性の波形です．合成床反力の大きさはある時点での右足の床反力と左足の床反力を足し算して求められます．両脚支持期では左右の合計ですが，単脚支持期では当然のことながら合成床反力は支持している脚の床反力と同じになります．2.3節で詳しく説明する合成床反力作用点の位置は，左右各足の床反力作用点を結んだ線上にあり，左右の上下方向床反力の大きさの割合によって位置が決まります．すなわち，右足の床反力が大きいときは右足寄りに，左足が大きいときは左足寄りになります．合成床反力作用点の位置は，左右足の床反力上下方向成分の割合で決まり，前後・左右方向成分の大きさの影響は受けないことに注意が必要です．力の合成について詳しく知りたい方は，「第Ⅰ部 立ち上がり動作の分析」の第3章を参照してください．図Ⅲ-2-1 で左右の床反力と合成床反力の関係をよくみてください．矢状面でみると両脚支持期では合成床反力作用点の位置が，後ろの足から前の足に徐々に移動していることがわかります．これは両脚支持期では後ろの足から前の足に荷重が移動しているからです．単脚支持期では合成床反力のベクトルは支持している足の床反力ベクトルと一致します．

■ 合成床反力作用点の位置

■ 左右の床反力と合成床反力

■ 合成床反力のベクトル

■ 合成床反力の上下方向成分

図Ⅲ-2-3 には合成床反力の上下方向成分とともに体重ラインを示してあります．体重ラインは静止立位での床反力と同じです．左右合成の床反力は，

■ 体重ライン　　　　　両脚支持期では体重ラインより大きく，単脚支持期では体重ラインより小さくなります．このことの意味については次節で説明します．

■ 床反力の前後方向成分

図Ⅲ-2-4に前後方向の床反力を示します．上下方向と同様に右足を点線，左足を鎖線，左右合成を実線で示します．ここでは，グラフのプラス方向を前向きの力として表してあります．前後方向床反力は上下方向のように体重分の加算がないので，ゼロを中心としてプラス・マイナスで変動しています．グラフをみると，両脚支持期に前後方向成分が大きく変化していることがわかります．両脚支持期の初めに後ろの足によって大きな前方向床反力が生じて，合成床反力も前向き最大値となります．両脚支持期後半には前の足による後向きの床反力が優勢となり，合成床反力は後向きとなります．図Ⅲ-2-1と図Ⅲ-2-4をみながら確認してください．

■ 合成床反力

■ 床反力の左右方向成分

図Ⅲ-2-5は左右方向の床反力のグラフです．ここでは，グラフのプラス方向を右方向として表しています．左右方向の床反力も前後方向と同様にゼロを中心として変動しています．両脚支持期で大きく変動するところも同じです．図Ⅲ-2-5といっしょに図Ⅲ-2-1を後ろからみてください．右足の単脚支持期には左向きの床反力，左足の単脚支持期には右向きの床反力が働いていることがわかります．

2. 歩行中の床反力

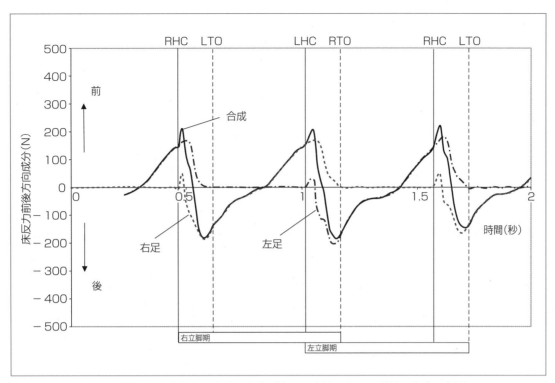

図Ⅲ-2-4　前後方向床反力時間変化（右足：点線，左足：鎖線，合成：実線）

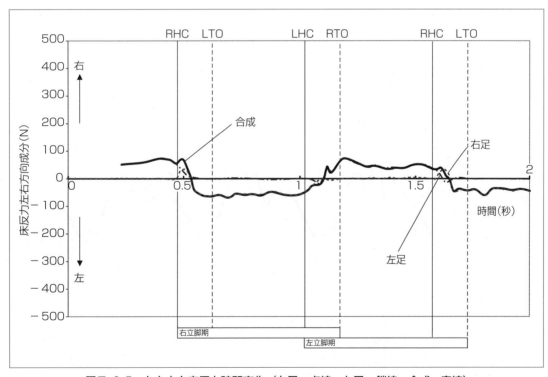

図Ⅲ-2-5　左右方向床反力時間変化（右足：点線，左足：鎖線，合成：実線）

153

2 合成床反力と体重心加速度

- 上下方向の体重心位置
- 合成床反力の上下方向成分

図Ⅲ-2-6に上下方向の体重心位置と合成床反力の上下方向成分をいっしょに示します．両脚支持期には重心は低く床反力は大きくなります．単脚支持期に重心は高くなり床反力は小さくなります．重心の動きと床反力の間にはどのような関係があるのでしょうか．

身体を1つの物として考えて，身体の動きを重心の動きだけで表してみます．そのとき，身体に外から加わる力と重心の動きの間にはニュートンの法則が成り立ちます．

- ニュートンの法則

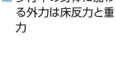 ……………………………………………… (1)

F：外力の大きさ，m：質量，a：重心の加速度

- 歩行中の身体に加わる外力は床反力と重力

まず上下方向について考えます．図Ⅲ-2-7をみてください．ここでは力も加速度も上方向をプラスとして考えます．歩行中の身体に加わる外力は合成床反力と重力です．静止立位のときには，下向きの重力と同じ大きさの上

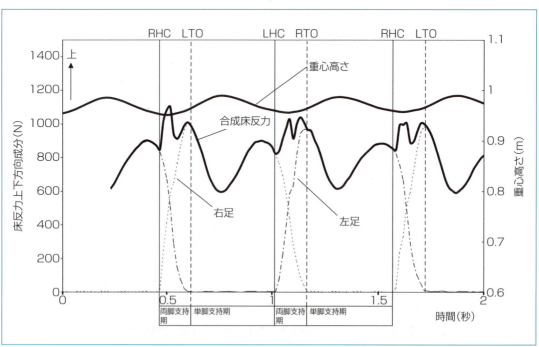

図Ⅲ-2-6　重心の上下方向位置・合成床反力上下成分の時間変化

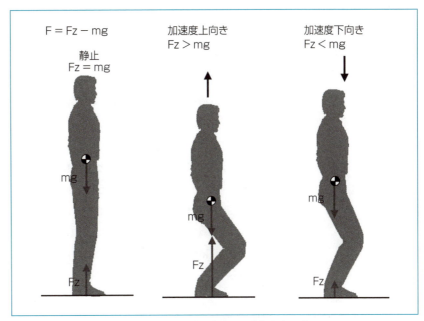

図Ⅲ-2-7　身体に加わる重力と床反力

向きの床反力が身体に加わります．両者は大きさが等しく向きが反対なので足し合わせるとゼロになり，身体に加わる外力の大きさFは正味ゼロとなります．重力はいつも同じ大きさですが，床反力は大きくなったり小さくなったりします．床反力が重力より大きくなると，上向きの力が優勢となりFの値はプラスになります．質量mはいつもプラスですから，Fがプラスのときaはプラスとなり，重心は上向きの加速度をもつことになります．逆に床反力が重力より小さくなるとFはマイナスになり，aがマイナスすなわち重心は下向きの加速度をもつことになります．

このことを歩行中の床反力にあてはめてみましょう．(1) 式のFは身体に加わるすべての外力の総和です．力も加速度も上向きをプラスとして考えると，下向きの重力はマイナスとなるので以下のようになります．

$\quad$ F = −Fg + Fz ……………………………………………………… (2)
$\qquad$ Fg：重力，Fz：床反力上下方向成分

ここで，

$\quad$ Fg = m × g ……………………………………………………………… (3)
$\qquad$ m：質量，g：重力加速度（9.8 m/s²）

■ 重心加速度

(2) 式，(3) 式を (1) 式に代入して上下方向の重心加速度 az を求めてみます．

$\quad$ −(m × g) + Fz = m × az
$\quad$ az = (Fz − m × g)/m ……………………………………………… (4)

ここで得られた az は床反力上下方向成分から計算されたものです．az は

第Ⅲ部　歩行の力学

■ 重心の上下方向加速度
■ 位置データの微分
■ 速度データの微分

重心の上下方向加速度ですから，体重心の上下方向位置すなわち高さを2階微分しても求められます．なぜなら，速度は位置の変化分なので位置データの微分で求まり，加速度は速度の変化分なので速度データの微分で求められるからです．図Ⅲ-2-8は，歩行のデータについて（4）式によって計算された az と重心位置の2階微分によって計算された az を示します．細かい振幅を除いて両者がよく一致することがわかります．すなわち，床反力は重心の加速度を表していたのです．

■ 床反力は重心の加速度

床反力が重心の加速度を表すことは，体重計の上で上下動することを考えると理解しやすいでしょう．体重 50 kg の人が体重計に載るとき，立っていても座っていても体重は 50 kg です．しかし，体重計の上でしゃがんだり伸び上がったりすれば，体重計の針は上下にふれます．体重が 50 kg でも 55 kg になったり 45 kg になったりします．これは重心に上下方向の加速度が生じているからです．体重計は実は体重を測っていたのではなく床反力を測っていたのです．

■ 上下方向の重心位置と重心加速度

図Ⅲ-2-9に上下方向の重心位置と重心加速度を示します．両脚支持期には重心はもっとも低くなり，重心加速度はプラスの最大値をとります．このとき，低くなろうとする重心にブレーキをかけて上向きの速度に転換させるためにプラスの加速度が必要と考えれば理解しやすいでしょう．単脚支持期には重心がもっとも高くなり，重心加速度はマイナスの最大値をとります．

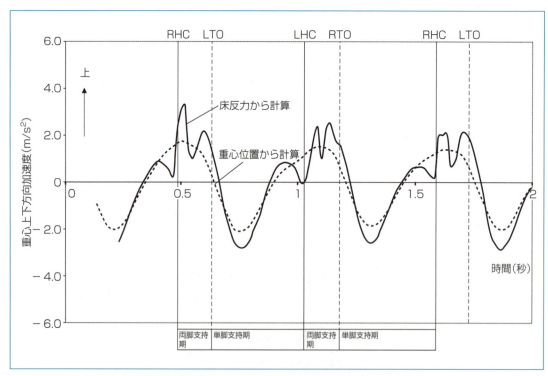

図Ⅲ-2-8　重心上下方向加速度時間変化：床反力から計算，重心位置から計算

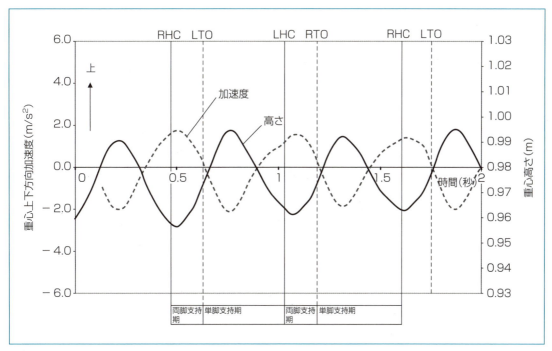

図Ⅲ-2-9　重心上下方向位置・上下方向加速度時間変化

すなわち，上に上がろうとする重心に歯止めをかけて下向きの速度に変換するために下向きの加速度が必要となります．このようにして歩行中の重心は小さい範囲で上下動を繰り返しているのです．

次に歩行中の重心の前後方向加速度と床反力の前後方向成分についてみてみましょう．前後方向では体重分のシフトがないため，床反力と重心加速度の関係は以下のようになります．

$$Fy = m \times ay$$
$$ay = Fy/m \quad \cdots\cdots\cdots\cdots\cdots\cdots\cdots\cdots\cdots\cdots\cdots\cdots\cdots\cdots (5)$$

Fy：床反力前後方向成分，ay：前後方向の重心加速度

■ 重心加速度

■ 前後方向の重心位置と重心加速度

図Ⅲ-2-10 に（5）式によって計算した重心加速度と前後方向重心位置の2階微分から計算した重心加速度を示します．両者がよく一致することがわかります．図Ⅲ-2-11 に前後方向の重心位置と重心加速度を示します．わかりやすくするために，重心位置は平均速度による増加分を引いた値としました．この図をみると，両脚支持期の初めに重心はもっとも遅れた位置にあり，大きな前方への床反力（加速度）を受けます．両脚支持期の後半に重心は進んだ位置にあり，後向きの加速度によって前にいきすぎないようにしていることがわかります．単脚支持期には重心は徐々に前方に進んでいきます．

最後に左右方向についてみてみましょう．床反力と加速度の式は前後方向と同じです．

$$Fx = m \times ax$$

第Ⅲ部　歩行の力学

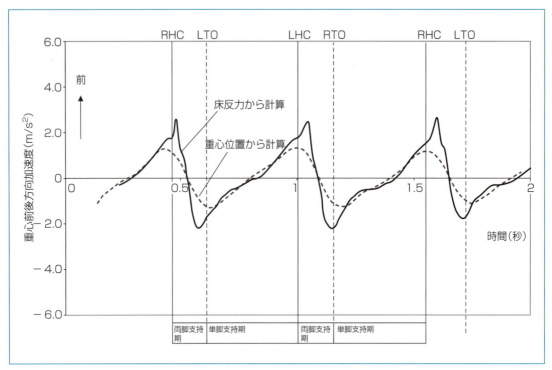

図Ⅲ-2-10　重心前後方向加速度時間変化：床反力から計算，重心位置から計算

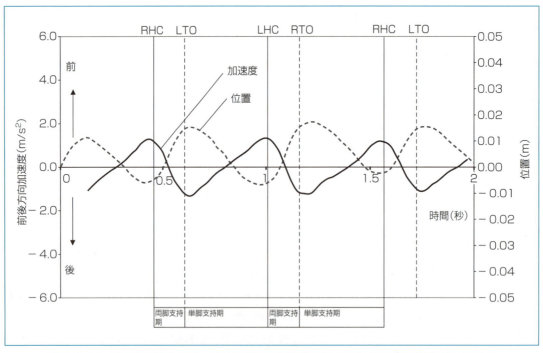

図Ⅲ-2-11　重心前後方向位置・前後方向加速度時間変化：前後方向位置は平均速度による増加分を引いた値

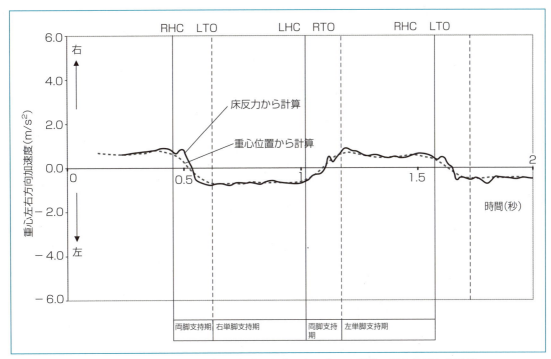

図Ⅲ-2-12　重心左右方向加速度時間変化：床反力から計算，重心位置から計算

$$ax = Fx/m \quad \cdots\cdots\cdots (6)$$

Fx：床反力左右方向成分，ax：左右方向の重心加速度

■ 重心加速度

■ 左右方向の重心位置と重心加速度

図Ⅲ-2-12 に（6）式と左右方向重心位置から計算した重心加速度，図Ⅲ-2-13 に左右方向の重心位置と重心加速度を示します．ここでは右方向をプラスとしました．右足の立脚期に重心は右寄りになり，このとき床反力は左向きで左方向への加速度をもつことがわかります．すなわち，右寄りになった重心が右にいきすぎないように左方向の床反力を受けて重心には左方向の加速度が生じているのです．左足の立脚期にはこれと逆の現象が起きます．このことは 図Ⅲ-2-1 を前額面からみても確かめることができます．

この節では，床反力データから計算された重心加速度と 3 次元動作分析装置による重心位置のデータから計算された重心加速度がよく一致することを示しました．このようにまったく別の計測器から計算された重心加速度が一致するということは，身体運動が物体の運動と同じ力学の法則に従っていることを表しています．床反力というのは，重心の加速度を反映していたのです．別のいい方をすれば，身体運動の加速度が反力として床反力に投影されていたのです．これは単なる投影ですから，床反力が身体運動を作っていたわけではありません．身体運動を作るのは筋活動です．しかし，筋活動があっても反力がなければ身体運動は生じません．このことは，宇宙空間のなかで手足をいくら伸ばしても重心が移動しないことを考えれば理解できると

■ 身体運動の加速度

第Ⅲ部　歩行の力学

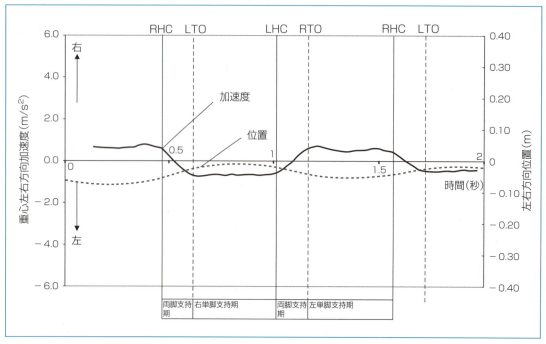

図Ⅲ-2-13　重心左右方向位置・左右方向加速度時間変化

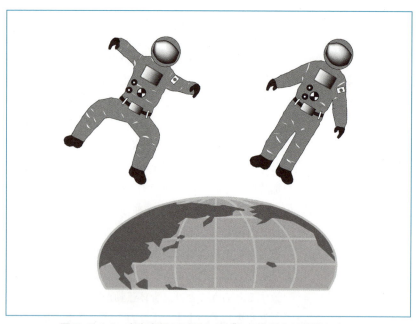

図Ⅲ-2-14　宇宙空間で手足を伸ばしても重心は移動しない

■ 身体運動は筋活動と床反力の合作

思います（図Ⅲ-2-14）．このことから，身体運動は筋活動と床反力の合作といえるかもしれません．

3　合成床反力作用点と重心の動き

前節で左右合成床反力が重心加速度を表すことを学びました．この節では合成床反力ベクトルの根元の座標である床反力作用点と重心の動きについてみてみましょう．図Ⅲ-2-15に前後方向の床反力作用点と重心位置の時間変化を示します．重心位置を点線で，左右合成床反力の作用点を実線で示します．両脚支持期には合成床反力作用点は後ろの足から前の足に急激に移動していることがわかります．重心はほとんど直線的に前方に進んでいますが，床反力作用点は重心の動きにまとわりつきながら前進しています．もう少し詳しくみてみると，床反力作用点は両脚支持期で大きく前進し，重心より遅れていた作用点が重心を追い越して急激に前に進みます．単脚支持期では重心は引き続きほぼ一定の速さで前方に移動していきますが，床反力作用点はほとんど前方移動しないので，単脚支持期の途中で重心に追い抜かれてしま

■前後方向の床反力作用点と重心位置の時間変化

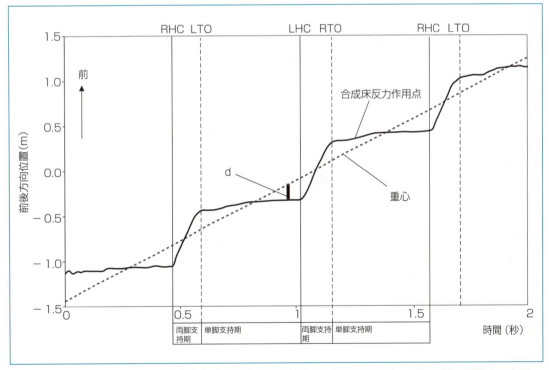

図Ⅲ-2-15　重心の前後方向位置・合成床反力作用点前後方向位置時間変化：両者の差を距離dで表示

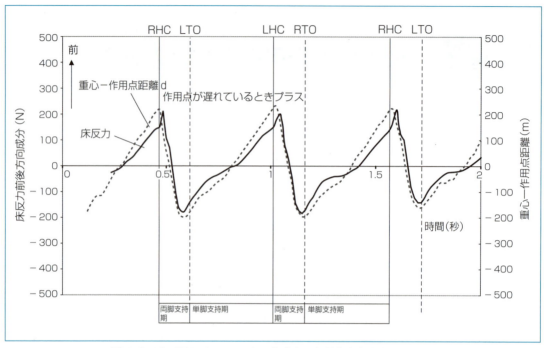

図Ⅲ-2-16　図Ⅲ-2-15のdと合成床反力前後方向成分時間変化

います．

　前節で両脚支持期の前半には大きな前向き床反力が作用し，後半には後ろ向き床反力が作用することを示しました．このことと床反力作用点の関係をみることにします．図Ⅲ-2-15より前後方向重心位置と床反力作用点の位置のずれ（図Ⅲ-2-15のdの距離）を計算してみましょう．この値と床反力前後方向成分を図Ⅲ-2-16に並べて示します．おもしろいことに，両者の波形がほとんど同じ形をしていることに気がつくと思います．すなわち，床反力作用点が重心より後ろにあるときには前向きの床反力が働き，作用点が重心より前にあるときには後ろ向きの床反力が働いています．そればかりでなく，床反力と重心の位置のずれが大きいほど，床反力の値が大きくなります．

　このことを図Ⅲ-2-1のCG動画で確かめてみましょう．矢状面でみると，両脚支持期の前半には床反力作用点が重心より後ろにあり床反力ベクトルが前方に倒れていることがわかります．床反力は大きな前方向の力で重心を前に押し出しています．両脚支持期の途中で床反力作用点は急激に前に進んで重心を追い越します．追い越すときの床反力ベクトルはほぼ真上を向いています．追い越した後の床反力作用点は重心の前方から後ろ向きの床反力を働かせていることがわかります．このように床反力は両脚支持期の前半には後ろから重心を押し出して，後半には前から制動をかけるように働きます．両脚支持期を通じて床反力ベクトルは常に重心のほうを向いています．床反力ベクトルの作用線はいつも重心のすぐそばを通りますが，必ずしも重心を貫

- 前後方向重心位置と床反力作用点の位置のずれ
- 床反力前後方向成分
- 床反力ベクトル

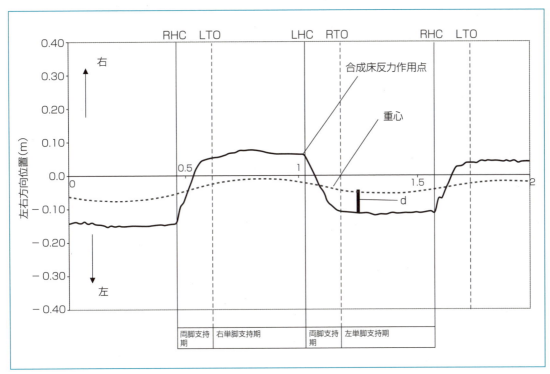

図Ⅲ-2-17　重心の左右方向位置・合成床反力作用点左右方向位置時間変化：両者の差を距離 d で表示

きません．床反力ベクトルが重心を貫くのは静止しているときだけです．

単脚支持期には重心は徐々に前方に進んでいきますが，床反力作用点は大きく動かず重心に追い越されてしまいます．追い越される瞬間は，床反力ベクトルはほとんど真上を向いて大きな前後方向成分をもたないことがわかります．

■ 左右方向の床反力作用点と重心位置の時間変化

■ 重心と作用点のずれ

■ 床反力左右成分

同じことを左右方向でみてみましょう．図Ⅲ-2-17 に左右方向の床反力作用点と重心位置の時間変化を示します．重心は左右に小さく蛇行し，床反力作用点は重心のまわりで大きく動いています．重心が右に寄れば床反力作用点はさらに右に寄り，左に寄ればさらに左に寄ります．図Ⅲ-2-18 に重心と作用点のずれ（図Ⅲ-2-17 の d の距離）と床反力左右成分を示します．前後方向と同じに両者の波形が同じ形をしていることがわかります．すなわち，床反力作用点が重心より右にずれると左向きの床反力，左にずれると右向きの床反力が生じ，ずれが大きいほど床反力も大きくなります．このことは図Ⅲ-2-1 を後ろからみて確かめてください．右足の立脚期には重心はやや右寄りになり，床反力作用点は重心より右寄りで床反力ベクトルは左に傾き，左向きの床反力が作用していることがわかります．床反力ベクトルは常に重心の方向を向いています．しかしここでも，床反力ベクトルの作用線は必ずしも重心を貫いているわけではありません．床反力ベクトルの作用線が重心を貫くのは静止しているときだけです．

■ 床反力ベクトルの作用線

第Ⅲ部　歩行の力学

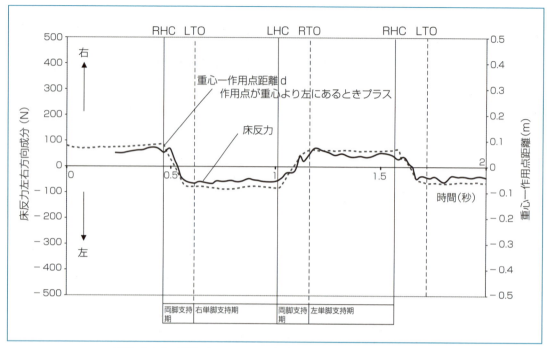

図Ⅲ-2-18　図Ⅲ-2-17のdと合成床反力左右方向成分時間変化

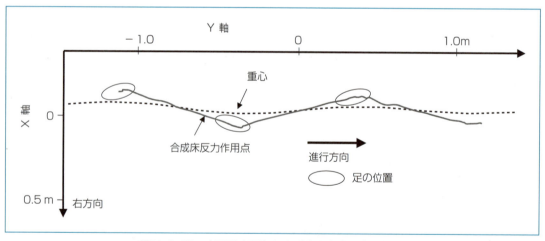

図Ⅲ-2-19　水平面内重心と合成床反力作用点の軌跡

■水平面内での重心の軌跡と床反力作用点の軌跡

　念のために水平面内での重心の軌跡と床反力作用点の軌跡を図Ⅲ-2-19に示します．重心はわずかに蛇行しながら滑らかに前進していきます．床反力作用点は右に左に大きく動きながら，重心が横道にそれるのをコントロールしています．この図ではよくわかりませんが，前後方向についても床反力作用点は重心に対して遅れたり進んだりしながら，重心の動きをコントロールしています．

■重心と床反力作用点の動き

　重心と床反力作用点の動きはヒツジとそれを誘導するイヌの動きに似てい

ます（図Ⅱ-3-6）．ヒツジは右や左に動きながら前に進んでいます．イヌはヒツジが大きく左右に移動しないように先回りして，ヒツジの進路を誘導しています．歩き始めのときに述べましたが，床反力は押すことはできても引っ張ることはできません．イヌもヒツジを外から内側に追い込むことはしますが，内側にいてヒツジをくわえて引っ張ったりしないのと同じです．

次章で詳しく述べますが，床反力の方向と大きさ，床反力作用点の位置を決めるのは筋の働きです．歩行中の身体は重心の動きを検知して，遅れすぎたら加速，進みすぎたら減速，右にいきすぎたら左に加速，左にいきすぎたら右に加速を繰り返しています．このようにして重心の変動を最小限に抑えて重心の滑らかな前方移動を実現しているのです．

■ 重心の滑らかな前方移動

4　各足の床反力

　図Ⅲ-2-1 をもう一度みて，各足の床反力に着目してみましょう．ここでは右足について述べますが，左足でもまったく同じです．右足が床に接する際の床反力（CG 動画では赤色）に着目してください．足の最初に床にさわる部分は踵です．踵から接地するとどんな利点があるでしょう．足をズームアップしてよくみてください．踵が着地すると踵を回転中心としてつま先部が地面に近づきます．このとき足関節は下方に沈み込むと同時に前方に移動します．もしつま先から着地していたら，つま先部を回転中心として踵が地面に近づいていきますが，このとき足関節は下方に沈み込むと同時に後方に移動することになってしまいます．踵から着地すればこそ足関節のスムーズな移動が実現できるのです．

■ 足関節のスムーズな移動

　さて，踵から直地すると，この時点で床反力が踵に作用します．踵接地直後では床反力が安定しないで向きがころころ変わるのですが，少し安定して向きが定まるころには床反力は後方に傾いていることがわかります．床反力が後方に傾く場合，これは身体移動にとって制動力になっていることを示しています．着地した足には制動力が働きます．

■ 制動力

　時間を進めてみると，床反力ベクトルは徐々に長くなりながら立ち上がっていきます．床反力作用点は踵から足関節の下に移動してきます．下腿部は足関節を回転中心として前方回転します．この時期，大腿部の空間角度はあまり変化がなく下腿部だけが前方回転しますから，膝は少しだけ屈曲することになります．

　床反力作用点は足関節を越えて徐々に前方に移動します．移動すると同時に床反力の傾きもだんだん鉛直に近づいていきます．立脚中期には床反力は鉛直になり，この時期床反力の上方に重心が位置するようになります．やがて重心は床反力作用点を通り越して前方にいってしまいます．床反力は前方に倒れるようになり，床反力作用点も重心を追いかけるようにつま先に移動します．床反力が前方に倒れている場合は推進力として作用しています．このころ反対足が接床します．前述したように接床した足には制動力が作用しています．つまりこの時期には後ろの足からは推進力があり，前に出た足には制動力があります．

■ 推進力
■ 制動力

　前額面でみると，踵接地時には踵付近に小さな外向きの床反力が生じま

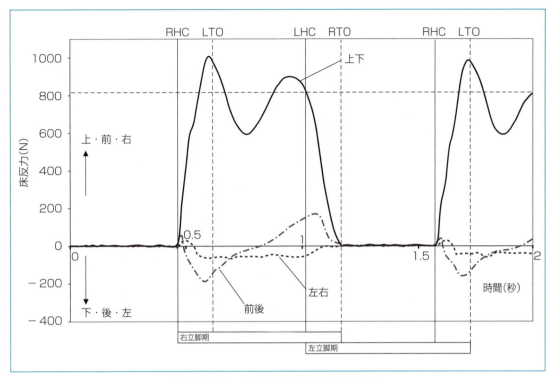

図Ⅲ-2-20　右足の床反力3分力時間変化

す．これは接地時にわずかに内側に蹴り込んでいることを示します．床反力ベクトルは徐々に長くなり，作用点は足部の外側に移動します．接地時の短い時間を除いて床反力はほとんど内側を向いています．

　各足の床反力を上下・前後・左右の3方向に分解してそれぞれの成分の時間変化を示したのが図Ⅲ-2-20です．図Ⅲ-2-1のベクトルの動きと見比べながら復習してください．

■ 足底内の床反力作用点の軌跡

　図Ⅲ-2-21に足底内の床反力作用点の軌跡を示します．まず踵付近に発生した床反力作用点は，足のやや外側を通りながら急激に前方移動します．立脚期の後半には前足部で外側から内側に移動し，母指球付近でしばらくとどまった後に母指のほうに抜けていくことがわかります．

　参考までに図Ⅲ-2-21の描き方を説明します．床反力計のデータから床反力作用点の軌跡を描くことはできますが，足型は計測できません．足型をとるには床反力計上にアルミホイルを敷いてその上を歩きます．床反力計の表面が平らな場合は，細かい目の金網などを床反力計とアルミホイルの間に貼ればよいでしょう．このようにして得られた足型と作用点軌跡を同じスケールで描いて重ね合わせれば，図Ⅲ-2-21のような図を描くことができます．作用点軌跡は床反力計上の座標で表されるので，アルミホイルの角は床反力計の角にきちんと合わせて計測することが重要です．

第Ⅲ部　歩行の力学

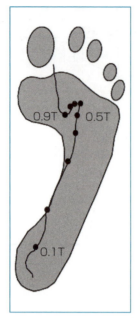

図Ⅲ-2-21　足底内の床反力作用点の軌跡
（●は立脚期時間Tを10に分割した位置）

3 関節モーメントとパワーの考え方

1 関節モーメントの考え方

初

- 関節モーメントの方向
- 関節モーメントの大きさ

　第Ⅱ部5章の1で関節モーメントとは何かについて説明しました．そこでは足関節を例にとって，関節モーメントの方向（背屈方向か底屈方向か）は床反力ベクトルが足関節の前後どちら側を通るかによって決まり，関節モーメントの大きさは床反力ベクトルの長さと床反力ベクトルが足関節からどのくらい離れたところを通過するかによって決まることを述べました．では膝関節，股関節についてはどのように考えたらよいのでしょうか．

　関節モーメントを考える際には，身体をいくつかの節に分けてそれらが関節部分で連結されていると考えます．このように身体を簡単な構造として考えることを「モデル化」といいます．人間の身体は複雑な構造をしているので，目的に応じてどのようなモデルを作ることもできます．たとえば足部の詳細な動きを知るために足部をモデル化するとしたら，解剖学の知識に基づいて図Ⅲ-3-1のようなモデルを作ることになります．このモデルでは，足部が12個の体節からなりたっています．反対に身体全体を1つの体節として扱うこともできます．このようなモデルでは身体各部の細かい動きは無視されています．このように知りたいことによって作成するモデルが決まってきます．本書のように歩行中の下肢3大関節の働きを知ることを目的とする場合には，図Ⅱ-7-5に示したようなモデルを作成することが一般的です．す

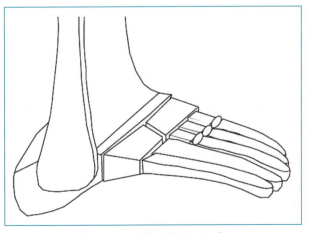

図Ⅲ-3-1　足部の詳細なモデル

第Ⅲ部　歩行の力学

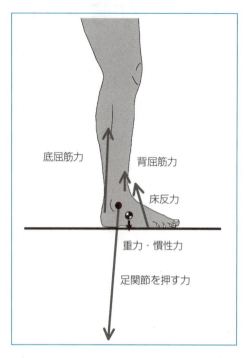

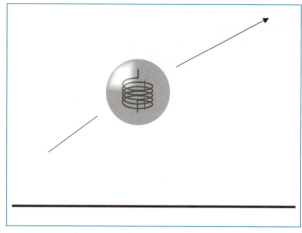

図Ⅲ-3-3　飛んでいるボールのなかのバネの力は重心の動きに影響しない

図Ⅲ-3-2　足部に加わる力：床反力，重力，慣性力，足関節を押す力，筋力

■ 7リンクモデル

■ 足部に加わる力

■ 筋力

■ 底屈筋
■ 背屈筋
■ 内在筋

■ 足部の回転
■ テコの回転

なわち，下肢については左右両側の足部，下腿部，大腿部とし，その上に頭部と上肢を含めた体幹が載っているというモデルです．このモデルは，身体を7つの体節の連結と仮定しているので「7リンクモデル」と呼ばれます．

　7リンクモデルで足関節モーメントについて考えるには，足関節より末梢の部分に注目してここに加わる力を考えていきます．足関節から先には足部しかないので，足部に加わる力を考えます（図Ⅲ-3-2）．まず，床反力が足底に加わります．それから足部に加わる重力と慣性力，足関節を通じて上から押される力があります．このほかに忘れてはならないのが筋力です．ここでは足部に外から加わる力を考えるので，下腿部と足部間の筋力を考えます．矢状面で考えると，底屈筋と背屈筋です．もちろん足部にはたくさんの内在筋があり，動作中にはこれらも筋力を発生しています．しかし，内在筋がいくら活動しても足関節まわりの足部の動きには影響がないのでここでは考える必要がありません．これはボールが飛んでいるときに，ボールのなかにバネが仕掛けられていても，バネの力はボールの動きに影響しないことと同じです（図Ⅲ-3-3）．

　足部に加わる力のうち，足関節が上から押される力はどんなに大きくても足関節に作用するので足部の回転には影響しません．これはテコの支点に加わる力がいくら大きくてもテコの回転を起こさないことと同じです（図Ⅲ-3-4）．残るのは床反力，重力，慣性力，筋力です．このうち，足部に加わる重力と慣性力は足部の質量に比例するので，床反力に比べて非常に小さい値です．これらの2つの力を無視すると，足関節のまわりで足部の回転に大き

3. 関節モーメントとパワーの考え方

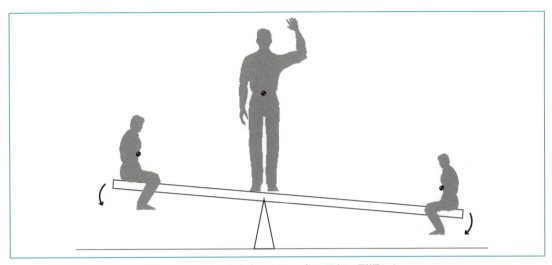

図Ⅲ-3-4　テコの支点にかかる力は回転に影響しない

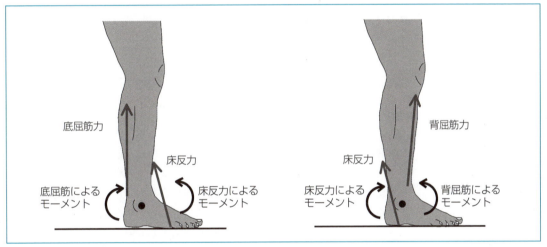

図Ⅲ-3-5　足部に加わる力のモーメントのつり合い

■ 床反力
■ 筋力

く影響するのは床反力と筋力ということになります．すなわち，歩行などの通常の動きでは足関節のまわりで床反力が足部を回転させるモーメントと筋力が足部を回転させるモーメントが働いていると考えられます．これらのモーメントは，ゆっくりした動きではほぼつり合っていると考えて差し支えありません．実際には床反力によるモーメントと筋力によるモーメント（すなわち関節モーメント）のどちらかが少しだけ優勢になると，そちらの方向に足部が少しだけ回転します．しかし，スポーツのような急激な動きでないかぎり，両者はほぼつり合っていると考えることができます．

■ 関節モーメント

■ 底屈筋による関節モーメント

したがって，図Ⅲ-3-5のように床反力ベクトルがつま先部に発生して足部の前を通るときには足部を背屈させるように作用するので，これにつり合うように底屈筋による関節モーメントが働いていると考えられます．逆に床

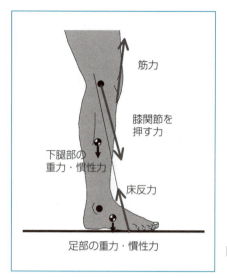

図Ⅲ-3-6　足部と下腿部に加わる力：床反力，重力，慣性力，足関節を押す力，膝関節を押す力，筋力

■ 背屈筋による関節モーメント

反力ベクトルが足関節の後方を通るときにはこれにつり合うように足関節背屈筋による関節モーメントが働いています．

　次に膝関節について考えてみましょう．膝関節について考えるときには，膝関節より末梢の体節に加わる力を考えます（図Ⅲ-3-6）．膝関節より末梢には下腿部と足部がありますが，ここではわかりやすくするためにこの2つをまとめて1つの体節として考えます．このように考えると，この体節に加わる力は，足部のときと同じに床反力，重力，慣性力，膝関節が上から押される力と筋力となります．この場合も筋力としては大腿部・下腿部間の筋力を考えます．足関節まわりの筋は足部の内在筋と同じに膝関節の動きには関係がなくなります．これらの力が膝関節のまわりで下腿部と足部の体節をどのように回転させるかを考えます．足関節の場合と同じように膝関節が押される力は回転には影響しません．同様にして重力と慣性力を無視すると，膝関節を中心として，床反力によるモーメントと筋力による関節モーメントがつり合っていると考えることができます．すなわち，図Ⅲ-3-7のように床反力ベクトルが膝の後方を通るときには膝関節を屈曲する方向に働くので，

■ 膝関節伸展筋

これにつり合うように膝関節伸展筋が働いていると考えられます．逆に床反力ベクトルが膝の前方を通るときには膝を伸展させるように働くので，これにつり合うように関節モーメントは屈曲方向となります．

　股関節についても同様に考えることができます．股関節より末梢の大腿部，下腿部，足部を1つの体節として考え，床反力と筋力によるモーメントが股関節まわりでつり合っていると考えます（図Ⅲ-3-8）．床反力ベクトル

■ 股関節伸展筋の関節モーメント

が股関節の前方を通るときには股関節伸展筋の関節モーメント，床反力ベクトルが股関節の後方を通るときには屈曲筋の関節モーメントが働いていると

■ 股関節屈曲筋の関節モーメント

考えられます．

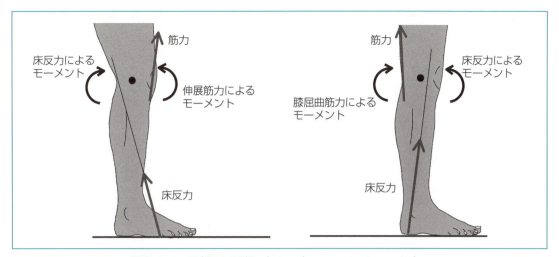

図Ⅲ-3-7　足部と下腿部に加わる力のモーメントのつり合い

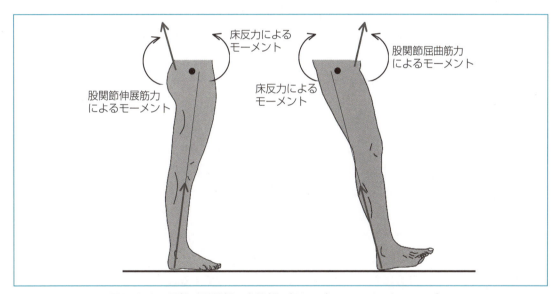

図Ⅲ-3-8　足部，下腿部，大腿部に加わる力のモーメントのつり合い

　読者のなかには，歩行などの動きのなかでは足関節や膝関節も動いているので，大腿部と下腿部と足部を1つの体節として考えるようなことをしてしまってよいのかと考える方もいると思います．本書で示す関節モーメントのデータは，このような単純化をせずに足部の動きや下腿部・大腿部の動きおよび重力と慣性力も考慮して計算を行っています．しかし，これらの影響は床反力と比較して小さいので，上記のような大胆な仮定を設けて考えても大筋で間違いではありません．単純化した考え方では，運動中の時々刻々の場面で床反力ベクトルが関節のどちら側を通っているかをみることによって，

どの筋がどのくらい活動しているかを知ることができ，運動を理解しやすくなります．

■床反力ベクトル

このような床反力ベクトルと関節の位置による関節モーメントの推定はわかりやすいのですが，いろいろな単純化を行っていることに注意が必要です．たとえば重力を無視するといっても足部の質量は非常に小さいので，足関節モーメントを考える際に無視してもそれほど問題はありませんが，下腿部，大腿部は質量が比較的大きいので股関節モーメントに対する影響はそれほど小さくはありません．単純化した考え方は，足関節，膝関節，股関節の順に実際の計算結果との誤差が大きくなることを覚えておいてください．また，スポーツのような速い動きでは慣性力の影響を無視できなくなるので，さらに誤差が大きくなります．

■関節モーメント

本書で述べた関節モーメントは床反力を使って身体の遠位部から計算していきます．前に述べたように床反力は身体に加わる重力と重心加速度を反映しています．したがって手に重い物を持てばその分だけ床反力が増えますし，手で平行棒を持って免荷すれば床反力が減少します．このことを利用して本書で述べたのとまったく同じ方法で，重量物運搬のときや平行棒や杖使用時の関節モーメントを計測することができます．ただし，杖を使う場合には，杖の荷重が床反力データに混入しないように杖は床反力計の外につくようにしなければなりません（**図Ⅲ-3-9**）．床反力計の幅が広くて杖を外につくことが不自然な場合は，床反力計に板を渡してその上に杖をつくこともできます．この場合は板の高さ分だけ杖の長さを調節する必要があります．

このように関節モーメントは動作中に筋が発生する力を定量的に推定するのにたいへん便利な指標です．しかし，次に述べるような限界があります．

■受動要素によるモーメント

1つ目は関節モーメントには筋力だけでなく関節まわりの靭帯などの受動要素によるモーメントが含まれています．関節拘縮がある場合などは受動要素の抵抗は大きな値となるでしょう．しかし，残念なことに関節モーメントを筋力によるモーメントとそれ以外に分離することはできません．

■筋力によるモーメント
■協同筋のモーメント

もう1つ重要なことは，関節モーメントはその関節まわりに作用する筋力によるモーメントの総和であることです．**図Ⅲ-3-10**に示すように，協同筋が同時に作用しているときには関節モーメントは2つの筋のモーメントの和となります．足関節まわりに底屈方向の関節モーメントが発生していても，これが腓腹筋によるものかヒラメ筋によるものかを区別することはできま

■拮抗筋のモーメント

せん．さらに，拮抗筋が働いていると関節モーメントは複数の筋によるモーメントの差になります．底屈モーメントが働いていても背屈筋が活動していないとは限らないのです．健常者の動きは効率的に行われるので，拮抗筋が同時に大きく活動することはあまりありません．しかし，片麻痺などの中枢性疾患では筋活動の分離が困難なため，底屈筋と背屈筋が同時に活動することも多くみられます．この場合には底屈方向と背屈方向の関節モーメントが

3. 関節モーメントとパワーの考え方

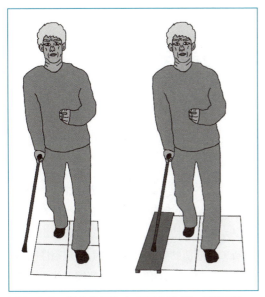

図Ⅲ-3-9 杖を使用した床反力計測：杖は外につく，または板を渡して杖をつく

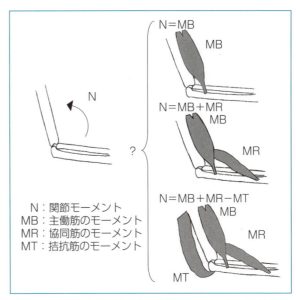

図Ⅲ-3-10 協同筋の活動と関節モーメント：拮抗筋の活動と関節モーメント

キャンセルしあって，関節モーメントの値が小さくなる場合があります．しかし，どちらの筋がどのくらい活動しているかは，関節モーメントの結果だけからは知ることができません．このことを知るには，動作筋電図を同時に計測する必要がありますが，本書では説明を割愛します．このようなことを頭において，関節モーメントの結果をみてください．

2　関節まわりのパワーの考え方

　関節モーメントの考え方から，床反力ベクトルと関節位置の関係がわかれば各関節のまわりでどの筋が活動しているかをある程度知ることができます．さらに関節モーメントの大きさから，筋活動の度合いも知ることができます．そればかりでなく，動作分析では筋活動の様式，すなわち短縮性収縮か伸張性収縮かを知ることができます．短縮性収縮は求心性収縮，伸張性収縮は遠心性収縮に対応します．しかし，求心性・遠心性という言葉は厳密には筋線維の収縮に対して使われるので，ここでは短縮性・伸張性という言葉を使うことにします．

■ 関節まわりのパワー

　動作中の筋の活動様式は，関節まわりのパワーによって知ることができます．第Ⅱ部6-1で述べたように，関節まわりのパワーは関節モーメントにその関節の角速度を乗じて計算されます．関節モーメントの方向と関節の動きの関係に注意が必要です．すなわち角速度が同じ方向であればパワーは正となり筋の短縮性収縮に相当します．逆に関節モーメントと角速度が逆方向であれば，パワーは負となり伸張性収縮を意味します．短縮性収縮は筋がパワーを発生しながら動きを作り出していることを意味します．伸張性収縮は筋がパワーを吸収して動きに制動をかけている状態です．

■ 短縮性収縮
■ 伸張性収縮

　たとえば足関節について考えると，足関節まわりでは次の4つの場合があることがわかります（図Ⅲ-3-11）．
　（1）底屈方向の関節モーメントが働いて足関節が底屈方向に動いている．
　　　　→底屈筋の短縮性収縮，正のパワー
　（2）底屈方向の関節モーメントが働いて足関節が背屈方向に動いている．
　　　　→底屈筋の伸張性収縮，負のパワー
　（3）背屈方向の足関節モーメントが働いて足関節が背屈方向に動いている．
　　　　→背屈筋の短縮性収縮，正のパワー
　（4）背屈方向の足関節モーメントが働いて足関節が底屈方向に動いている．
　　　　→背屈筋の伸張性収縮，負のパワー

　動作中に足関節が背屈方向に動いていると背屈筋が働いていて，底屈方向に動いていると底屈筋が働いているように思いがちですが，必ずしもそうではないことに注意が必要です．歩行中の各時点で足関節まわりの筋の働き方が上記の4つのうちのどの状態かを知るには，関節モーメントのグラフと関

3. 関節モーメントとパワーの考え方

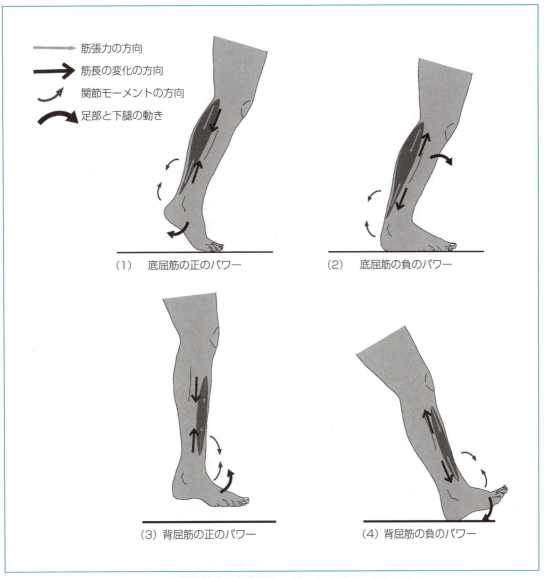

図Ⅲ-3-11 足関節まわりの関節モーメントとパワー 4 つの場合：
底屈筋の短縮性・伸張性収縮，背屈筋の短縮性・伸張性収縮

節角度のグラフを注意深く観察すればわかります．膝関節と股関節についても屈曲筋と伸展筋について足関節とまったく同じことがいえます．

　歩行の原動力という点から考えると，正のパワーは筋が積極的に動きを作り出している時期です．では，負のパワーはどうでしょう．負のパワーは筋力が床反力に負けて関節モーメントとは反対方向に関節が動かされていく時期です．しかし，これは仕方なしに負けているのではなく，筋が床反力にわずかに負けるような力を発生して関節の動きをコントロールしていると考えることもできます．このことを頭に入れて，歩行中の各時点での関節モーメントとパワーをみていきましょう．

4 歩行中の関節モーメントとパワー

1 立脚初期（矢状面）

- 歩行中のCG動画と各足の床反力ベクトル
- 足関節・膝関節・股関節の関節角度，関節モーメント，パワーの時間変化
- 関節角度と関節モーメントの定義

図Ⅲ-4-1のCG動画は歩行中の各足の床反力ベクトルを示します．矢状面で床反力ベクトルと関節の位置関係をみてみましょう．図Ⅲ-4-2に足関節・膝関節・股関節の関節角度・関節モーメント・パワーの時間変化を示します．ここでは右足のデータを示しました．関節角度と関節モーメントの定義を図Ⅲ-4-3に示します．関節角度のグラフでは足関節背屈，膝関節屈曲，股関節屈曲の方向を＋として表しています．関節角度のゼロは，立位の角度としました．関節モーメントのグラフでは，足関節底屈モーメント，膝関節伸展モーメント，股関節伸展モーメントを＋として表しています．関節角度については，身体が縮む方向を＋，関節モーメントについては身体が伸びる方向を＋とすると思ってください．

図Ⅲ-4-1をみてください．右足が接地すると小さな後ろ向きの床反力ベクトルが踵に発生します．続いて床反力は急激に大きくなり足関節の後方を通ります．そのため床反力はつま先が落ちる方向に足部を回転させます．身体はこれに対して背屈筋を適度に活動させて足部が急激に回転しないようにブレーキをかけます．このことは足関節の角度と関節モーメントでも確かめられます．踵接地のとき足関節はほぼ中立位で着地しますが，その後わずか

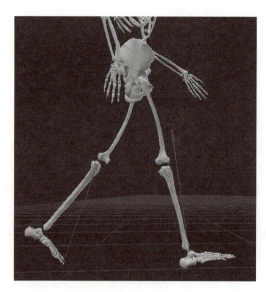

図Ⅲ-4-1　歩行中の床反力ベクトル：各足の床反力

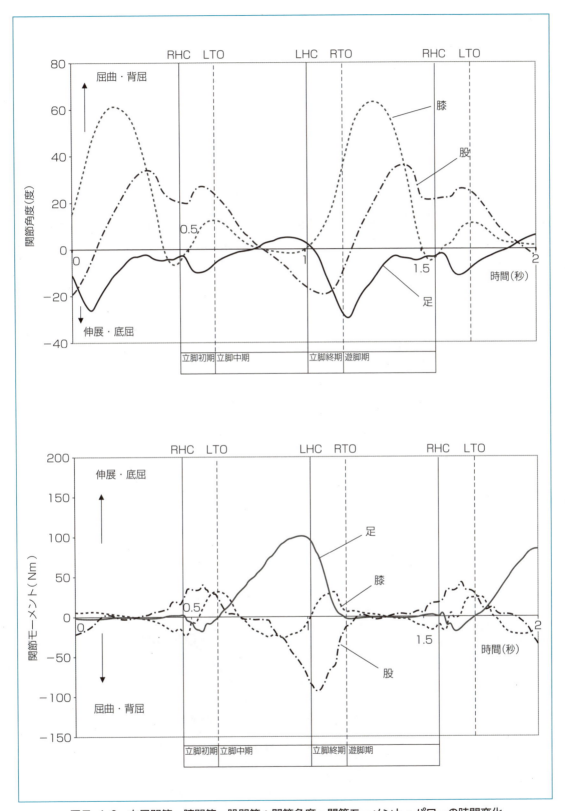

図Ⅲ-4-2　右足関節・膝関節・股関節：関節角度・関節モーメント・パワーの時間変化

第Ⅲ部 歩行の力学

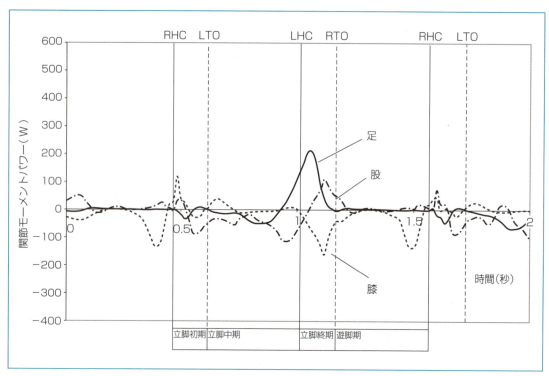

図Ⅲ-4-2 つづき

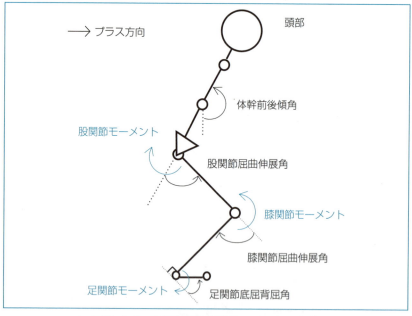

図Ⅲ-4-3 関節角度と関節モーメントの定義

に底屈します．足関節モーメントは負の値，すなわち背屈方向です．背屈方向の関節モーメントが働きながら足関節が底屈していくので，このときのパワーは負で背屈筋の伸張性収縮が行われていることがわかります．このような背屈筋の伸張性収縮によってつま先部は静かに床面に接地できます．背屈筋の働きは踵接地時の衝撃吸収にも役立っています．もし背屈筋の働きがなければ，つま先が急激に床面に打ちつけられて，接地による大きな衝撃が身体に加わってしまうでしょう．

■ 背屈筋の伸張性収縮
■ 背屈筋の働き

■ つま先の接地

つま先の接地とともに，床反力ベクトルは徐々に前方に移動していきます．下腿部は足関節を回転中心として前方に回転していきます．この時期には大腿部の空間角度はあまり変化がなく下腿部だけが前方に動いていくので，膝関節は少しだけ屈曲することになります．この小さな膝屈曲は重心の上下動を少なくすることに役立っています．この時期に床反力ベクトルは膝関節のわずかに後方を通ります．床反力は膝関節を屈曲する作用をもつので，身体はこれに対して膝関節伸展筋を働かせて膝関節が急激に屈曲しないようにしています．グラフでみると，この時期に膝関節はわずかに屈曲して，関節モーメントは正，すなわち伸展方向の関節モーメントであることがわかります．膝関節伸展モーメントが働いて膝関節は屈曲していくので，膝関節まわりのパワーは負です．この時期には膝関節伸展筋群が伸張性収縮を行っているのです．この働きは，踵接地時の足関節背屈筋群と同様に接地時の衝撃吸収に役立っています．

■ 膝伸展方向の関節
モーメント

■ 膝関節伸展筋群

■ 踵接地の衝撃吸収

踵接地の衝撃はまず，靴の踵や踵の皮膚の弾性によって吸収され，次に足関節背屈筋の伸張性収縮，さらに膝関節伸展筋の伸張性収縮によって吸収されます．これは必ずしも時間的にこの順序で起こるという意味ではありませんが，小さな衝撃は下のレベルで吸収され，残った衝撃がより上のレベルで吸収されるとみなしても差し支えないと思います．

股関節についてみると，立脚初期に床反力ベクトルは股関節の前方を通ります．床反力が股関節を屈曲させる方向に働くので，関節モーメントはこれに対抗する方向で伸展方向となります．股関節の動きをみると，前方に振り出されて着地した脚は立脚期中，徐々に伸展していきます．股関節まわりでは伸展筋の関節モーメントが働いて股関節が伸展していくので，この時期の股関節まわりのパワーは正になります．この時期の股関節伸展筋は，上体の前傾を防いで次の単脚支持期に向けて重心を上前方に移動させるように働いています．

■ 股関節伸展筋の関節
モーメント

2 立脚中期（矢状面）

■ 足関節背屈筋

■ 床反力ベクトル

■ 底屈筋のモーメント

図Ⅲ-4-1のCG動画をスロー再生してみましょう．足底全体が接地すると，足部は床に固定されて下腿部が鉛直に立ち上がってきます．この時期には床反力ベクトルは，まだ足関節よりわずかに後方にあるので足関節背屈筋が働いていると考えられます．背屈筋が働いて背屈していくので，足関節まわりのパワーはわずかの期間，正になります．その直後に床反力ベクトルは足関節を通り越して前方に移動していきます．床反力ベクトルの根元である床反力作用点が前方に移動するだけでなく，ベクトル自体もどんどん前方に傾いていくので，床反力の作用線は急激に足関節から離れていきます．関節モーメントをみると，この時期には底屈筋のモーメントが増加していくことがわかります．

立脚中期は立脚側の単脚支持期です．この時期には体全体が足関節を中心として回転しながら前方に移動していきます．身体全体の前方移動は足関節を中心とした回転の動きと考えることもできます．身体はその重さを利用して前方向に進みながら，下方に倒れていきます（図Ⅲ-4-4）．これはバットの根元を支えながら前に倒していくのと同じ動きです．足関節はバットの根元で，足関節底屈筋は根元を支えるゴムのようなものです．足関節は底屈モーメントを発生しながら背屈していくので，足関節まわりのパワーは負です．すなわち，次の両脚支持期に逆側の足が接地するまでの間，身体が倒れすぎないように足関節底屈モーメントを伸張性に働かせながら身体の落下に制動をかけていると考えられます．

■ 膝関節モーメント

次に膝関節についてみてみましょう．前足部が接地するころから，わずかに屈曲していた膝関節は伸展していきます．この時期の関節モーメントはまだ伸展方向なので，パワーは正になります．膝伸展筋は単脚支持期に向けて身体を持ち上げるのに役立っています．その後，床反力ベクトルは徐々に鉛直方向に向くようになり膝関節の前を通るようになります．したがって，膝関節モーメントは屈曲方向のモーメントとなります．筋電位の分析などにより，この時期の膝関節モーメントは膝屈曲筋によるものでなく，膝関節まわりの靱帯などの受動要素による関節モーメントと考えられます．膝関節の動きをみると，立脚中期に膝関節は一度伸展しますが，完全伸展には至りません．その後，次の遊脚期に向けて膝関節は徐々に屈曲していきます．

4. 歩行中の関節モーメントとパワー

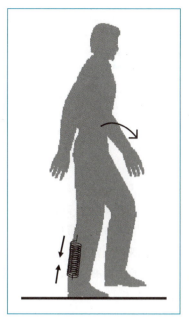

図Ⅲ-4-4 立脚中期の身体の動き：足関節を背屈しながら前方に倒れていく

■ 股関節モーメント

　股関節についてみると，前足部接地のころから床反力ベクトルは股関節の後ろを通るようになります．したがって，立脚中期の期間，股関節モーメントは屈曲方向です．股関節は徐々に伸展していくので股関節まわりのパワーは負です．この時期の股関節は，足関節と同様に負のパワーで身体の前方転倒にブレーキをかけているのです．筋電位の分析により，股関節屈曲モーメントは股関節まわりの受動要素によるものと考えられます．

3　立脚後期（矢状面）

　図Ⅲ-4-1のCG動画のスロー再生をさらに進めてみましょう．立脚中期から後期にかけて床反力ベクトルは徐々に前方に進むとともに前方に傾いてきます．したがって，床反力による足関節背屈方向のモーメントは増加する一方です．これに対抗して足関節底屈モーメントも増加していきます．このように足関節モーメントと床反力のモーメントのバランスがとれているので，足部は床に固定されたままです．ところがある時期にくると，足関節底屈モーメントは床反力によるモーメントより強く活動するようになります．そうすると，足部は前方に回転し始めます．つま先部が床面についたまま足部が前方に回転するので踵が浮き上がるようになります．これが踵離れです．この時期は底屈筋が働いて足関節が底屈するので，この時期の足関節まわりのパワーは正です．図Ⅲ-4-2のグラフをみると，このパワーは非常に大きい値であることがわかります．これがいわゆる蹴り出しの推進力です．この時期に反対側の足が接地します．後ろにある足は正のパワーを発生しながら重心を前方に推進し，前に着地した足は負のパワーを発生しながら重心の前方移動に制動をかけます．

　立脚中期から後期にかけて膝関節は屈曲を開始します．これは遊脚に向けて大腿部が前方に振り出されるためです．膝関節が屈曲していくので，床反力ベクトルは膝関節の後方を通るようになります．膝関節は伸展モーメントを発生しながら屈曲していくので，膝関節まわりのパワーは負になります．これは遊脚の初めに膝関節が過度に屈曲しないように，伸展筋で制動をかけているためです．

　股関節についてみてみましょう．床反力ベクトルは股関節の後方を通るので股関節屈曲モーメントが働いています．立脚中期から後期にかけて股関節は伸展を続けますが，踵離れの直後に急に屈曲を開始します．これは遊脚期に向けて大腿部を前方に振り出す動きです．股関節屈曲筋が働きながら屈曲していくので，この時期の股関節まわりのパワーは正です．図Ⅲ-4-2のグラフをみると，立脚期の最後に股関節まわりで大きいパワーが発生していることがわかります．これは遊脚期に向けて重い下肢を振り出すので，股関節まわりには大きな正のパワーが必要なことを表しています．

- ■ 足関節モーメント
- ■ 床反力モーメント
- ■ 踵離れ
- ■ 蹴り出しの推進力
- ■ 膝関節伸展モーメント
- ■ 股関節屈曲モーメント

4　遊脚期：慣性力とは何か

初

■ 慣性力

■ 速度ゼロと一定速度

■ 加速度

■ 後ろ向きの慣性力
■ 前向きの慣性力

　前節で，立脚期中の関節モーメントは床反力ベクトルと関節の位置関係で決まることを述べました．では，床反力が働かない遊脚期の関節モーメントは何によって決まるのでしょうか．答えは慣性力です．慣性力が歩行中の下肢に及ぼす影響をみる前に，慣性力とは何かについて説明します．

　日常生活で乗り物に乗っていて慣性力を感じることはよくあります．たとえば，停車している電車が急に動き出すと後ろに取り残されるような感じがしますし，逆に動いている電車が急ブレーキで停止すると前のめりになるような力を受けます（図Ⅲ-4-5）．この力が慣性力です．電車が一定速度で走っているとき，電車に乗っている人は進行方向に何の力も受けていません．電車が静止しているときは速度ゼロの一定速度と考えられ，力学的には一定速度と同様に扱うことができます．しかし，電車が急発進や急停止をすると電車に加速度が生じます．このとき，電車のなかの物体には元の位置に留まろうとする慣性力が生じます．慣性力は加速度が大きければ大きな値となります．すなわち，急発進や急停止の程度が大きいほど内部の物体は大きな慣性力を受けることになります．慣性力は物体の質量にも比例します．すなわち，同じ加速度が生じても重い物体には大きな慣性力が働き，軽い物体の慣性力は小さい値です．また，慣性力は加速度を受けた物体が元の位置に留まろうとする力なので，受けた加速度と反対の方向に働きます．すなわち，急発進する電車のなかの物体は，前向きの加速度を受けるので後ろ向きの慣性力を受け，急停車する電車のなかの物体は後ろ向きの加速度を受けるので前向きの慣性力を受けることになります．このことを頭において，遊脚期の下肢に加わる慣性力をみてみましょう．

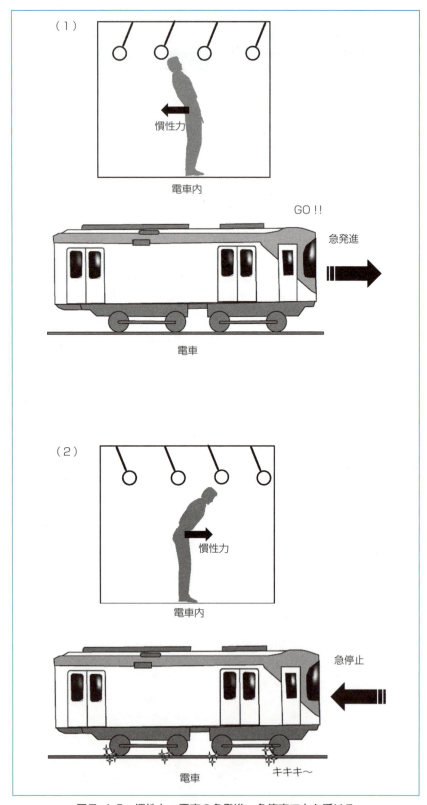

図Ⅲ-4-5　慣性力：電車の急発進・急停車で力を受ける

5 遊脚期の関節モーメント

■ 床反力
■ 慣性力

　歩行立脚期の関節モーメントを考えるには床反力が重要であり，遊脚期の関節モーメントを考えるには慣性力が重要です．このように書くと，立脚期には床反力だけが働き，遊脚期には慣性力だけが働くように思いがちですが，そうではありません．たしかに床反力は足が床に接している立脚期だけに働きますが，慣性力は歩行全周期を通じて働いています．しかし，立脚期の下肢は床に固定されていて動きが小さいため，そこに生じる加速度も小さ

■ 慣性力は加速度に比例

くなります．慣性力は加速度に比例するため，立脚期の下肢に作用する慣性力は非常に小さく，大きな床反力と比較すると無視できるほどの値となります．しかし，遊脚期の下肢の動きは大きいため加速度も大きくなり，慣性力が遊脚期の下肢の運動を決める重要な要素となるのです．関節モーメントを計算する計算式には，床反力も慣性力も含まれていて歩行全周期を通じて同じ式を使います．実際のデータでは，遊脚期の床反力がゼロとなり，立脚期の慣性力が極端に小さくなっています．

■ 振り子の法則

　立脚期の最後に股関節屈曲筋によって前方に振り出された下肢は振り子の

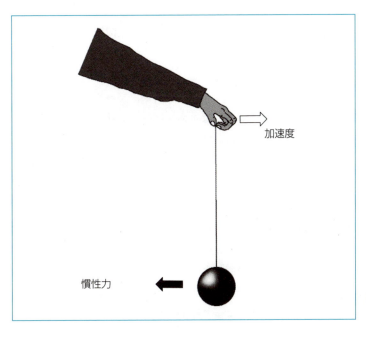

図Ⅲ-4-6　振り子を持つ手を動かすと振り子が動き出す

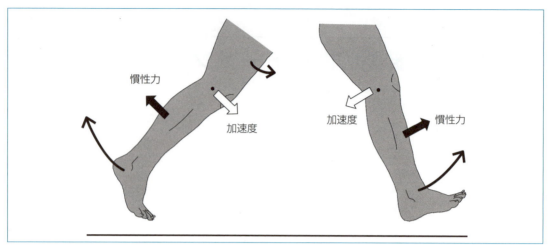

図Ⅲ-4-7　遊脚期の下肢の動き：加速度と慣性力の関係

法則に従って運動します．図Ⅲ-4-6をみて振り子の動きを想像してみましょう．振り子を持った手を前に動かすと振り子は後向きに振れます．遊脚期の下腿の振れもこれと同じ現象です．これを慣性力によって説明してみましょう．

図Ⅲ-4-7をみてください．振り出しの前半には股関節が屈曲していくため，膝には前方向の加速度が生じます．加速度を受けた下腿部は，それに対

■ 後ろ向きの慣性力

抗するような慣性力を受けることになります．加速度が前方向なので慣性力は後ろ方向で，この力によって下腿部は後ろに跳ね上がります．股関節の屈曲が終わるころには膝の前方への動きは徐々に減少していきます．したがってこの時期に下腿部が受ける加速度は後ろ向きとなります．このとき，下腿

■ 前向きの慣性力

部は前向きの慣性力を受けます．この慣性力によって股関節の屈曲が終わるころには下腿部は前方に跳ね上がるのです．

このように下腿部は振り子と同じですし，さらにいえば大腿部も振り子と同じようなものです．振り子は長さによって周期が決まってきます．人間がこの周期にあったリズムで歩く場合にはエネルギーの無駄がなくてよいのですが，困ったことにこれでは速く歩いてもゆっくり歩いても下肢は同じ時間でしか前に出てこなくなってしまいます．これらのことを防ぐのに身体内部では膝関節まわりの筋が活動しています．

図Ⅲ-4-8に歩行中の膝関節の関節角度，関節モーメント，パワーを示し

■ 膝関節伸展モーメント

ます．立脚終期から遊脚期の初めにかけて膝関節伸展モーメントを働かせながら膝は屈曲していきます．このとき膝関節まわりのパワーは負となり，伸

■ 伸張性収縮

展筋が伸張性収縮をしながら踵が蹴り上がるのを防止しています．遊脚期の

■ 膝関節屈曲モーメント

後半には膝関節屈曲モーメントが働いて膝は伸展していきます．この時期には膝関節の屈曲筋が伸張性収縮によって膝関節が伸びきるのを抑えているの

4. 歩行中の関節モーメントとパワー

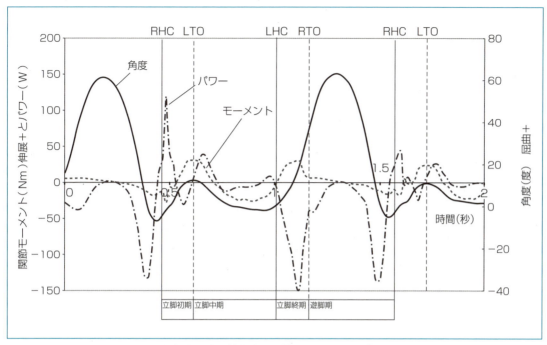

図Ⅲ-4-8 歩行中の膝関節角度，関節モーメント，パワーの時間変化

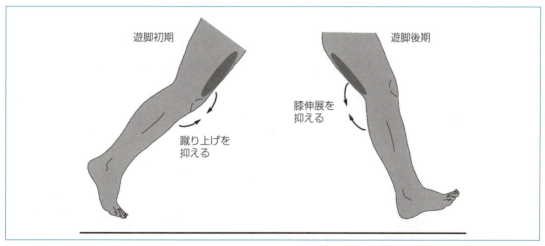

図Ⅲ-4-9 遊脚期における膝関節まわりの筋の働き

です（図Ⅲ-4-9）．

　遊脚期には膝関節の関節モーメントが重要な働きをしていることがわかりました．遊脚期の足関節まわりではトウ・クリアランスをとるために背屈筋が活動していると考えられますが，図Ⅲ-4-2をみるとこの値は非常に小さく，ほとんどゼロに近い値であることがわかります．股関節についてみると，遊脚期前半の関節モーメントはほとんどゼロですが，後半は次の立脚初期に向けて伸展筋が活動するようになります．

■ トウ・クリアランス

6 体幹に加わるモーメント

■ 7リンクモデル

■ 体幹に加わるモーメント

■ 関節モーメント

　本書では，身体を7つの体節に分割した7リンクモデルを採用しています．このモデルでは頭部と上肢を含む体幹を1つの体節と考えて，体幹に左右の大腿部が連結していると仮定しています（図Ⅱ-7-5）．このモデルでは体幹に加わるモーメントと股関節モーメントの間には非常に興味ある関係があります．この節ではこの関係をみてみましょう．

　関節モーメントは隣接する体節の間で筋や靱帯などで発生する力です．ある体節に関節モーメントが加われば，連結されている隣の体節には必ずその反作用のモーメントが加わります（図Ⅲ-4-10）．大腿部と体幹の連結を考えると，連結点は股関節になります．今まで説明してきた股関節モーメントは，股関節まわりの筋が大腿部に及ぼすモーメントです．股関節に関節モーメントが発生すれば，それと同じ大きさで反対方向のモーメントが必ず体幹に加わっていると考えられます．さらに体幹には左右の大腿部が連結されているので，体幹に加わるモーメントは左右股関節モーメントの和の反作用となります．

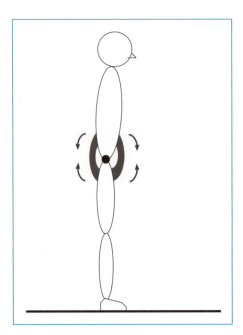

図Ⅲ-4-10　股関節モーメントの反作用が体幹に作用する

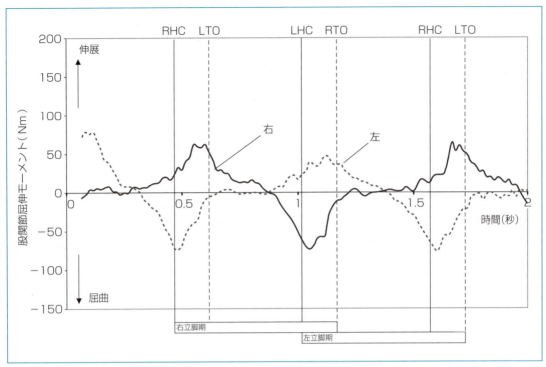

図Ⅲ-4-11　歩行中の左右股関節屈伸モーメントの時間変化

■ 歩行中の左右股関節まわりの矢状面内関節モーメント

■ 股関節屈曲モーメント

■ 股関節伸展モーメント

■ 体幹に加わるモーメント

■ 歩行中の体幹前後傾角度の変化

■ 歩行中の左右股関節内外転モーメント

図Ⅲ-4-11に歩行中の左右股関節まわりの矢状面内関節モーメントを示します．実線が右脚，点線が左脚です．おもしろいことに左右の股関節モーメントは符号が逆でほとんど同じ形をしていることがわかります．すなわち，右脚が後方にあって蹴り出しを行うころには股関節屈曲モーメントのピークを迎え，同じ時期に前にある左脚は股関節伸展モーメントがピークを示しています．体幹に加わるモーメントは左右の股関節モーメントの和になりますから，この2つの波形を足し合わせると歩行1周期を通じてほとんどゼロになることがわかります．このことは，歩行中に股関節から上の体幹にはほとんどモーメントが加わっていないことを示します．矢状面内の体幹にはほとんどモーメントが加わらないので，健常者は体幹をほとんど前後傾させずに歩くことができるのです．体に障害があると，左右の股関節モーメントが均等にならないので，歩行中に上体を前後傾させて歩くことになります．参考までに健常者の歩行中の体幹前後傾角度の変化を図Ⅲ-4-12に示します．振幅が約2度で非常に小さい値であることがデータの上からもわかります．

前額面ではどうでしょうか．前額面内の股関節まわりでは内外転モーメントが発生しています．図Ⅲ-4-13に歩行中の左右股関節内外転モーメントを示します．内外転モーメントは外転方向を＋で示しました．左右脚とも立脚期に外転モーメントを発生しています．この外転モーメントは何とつり合っ

第Ⅲ部　歩行の力学

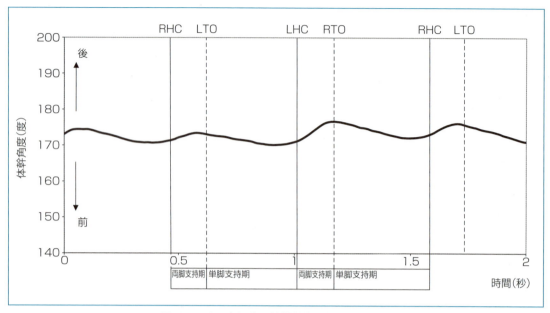

図Ⅲ-4-12　歩行中の体幹前後傾角度時間変化

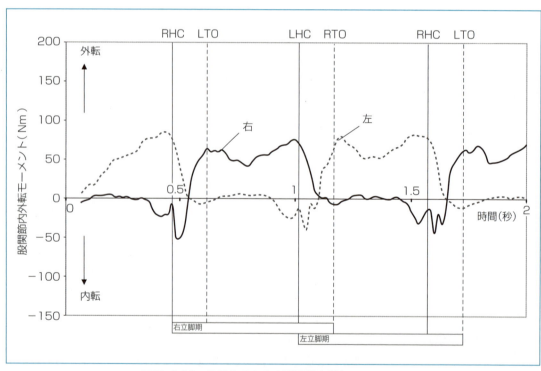

図Ⅲ-4-13　歩行中の左右の股関節内外転モーメント

■ 立脚中期の前額面　　ているのでしょうか．立脚中期の前額面内の様子を考えてみましょう（図Ⅲ-4-14）．立脚中期は立脚側の単脚支持期なので，立脚側の股関節には反対脚の下肢を含めた体幹の重力が加わります．健常者では体幹はほとんど側屈さ

4. 歩行中の関節モーメントとパワー

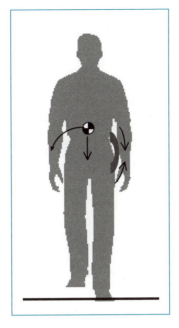

図Ⅲ-4-14 前額面内立脚中期のモデル：体幹の重力と股関節外転モーメントがつり合っている

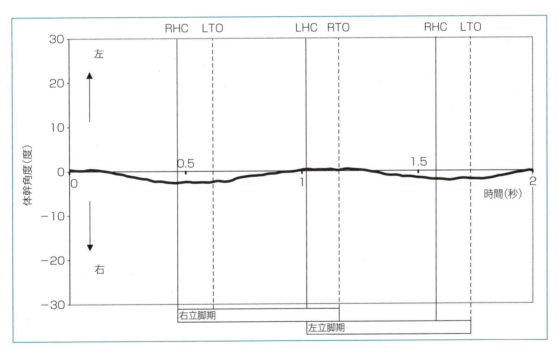

図Ⅲ-4-15 歩行中の体幹側屈角度時間変化

■ 歩行中の体幹側屈角度の変化

せません．その結果，体幹重心に加わる重力の作用線は立脚側の股関節から離れたところを通り，股関節まわりに大きな重力のモーメントを生じています．これとつり合うためには股関節外転筋のモーメントが必要なのです．

参考までに歩行中の体幹側屈角度の変化を図Ⅲ-4-15に示します．前後傾

193

第Ⅲ部　歩行の力学

■ 体幹の重力の作用線

■ 外転モーメント

■ 体重心の左右変動

と同様に非常に小さい値であることが確かめられるでしょう．大きな外転モーメントが必要な代わりに体幹の重力の作用線は仙骨の中央を通りますから，体幹を保持するために体幹の筋はあまり使わなくてすみます．

　外転モーメントが十分発揮できない障害者の場合はどうでしょうか．障害者の場合は体幹を立脚側に側屈させます．こうすることで体幹の重力の作用線を股関節の近くを通し，外転モーメントを減らします．その代わりに，重力の作用線は仙骨中央から離れてしまいますから，体幹を保持するために余計な筋活動が必要なばかりでなく，体重心の左右変動が非常に大きなものになってしまいます．

7 歩行における各関節の働き

■ 足関節背屈筋の伸張性収縮

図Ⅲ-4-2をみながら，歩行1周期中の各関節の役割をもう一度復習してみましょう．立脚初期の踵接地時には足部は踵を中心として前方に回転します．この間に足関節背屈筋は伸張性に収縮して衝撃を吸収しながら，つま先が滑らかに床に接地するようにします．同時に膝関節が軽度屈曲して，膝関節伸展筋の伸張性収縮がさらに衝撃吸収に役立っています．股関節は伸展筋を働かせながら伸展していき，接地したばかりの脚の上に後ろの脚から徐々に身体を移動させていきます．

立脚中期には重心は一度高い位置に押し上げられてから，徐々に足関節が背屈していきます．この時期の動きを大きくみると，身体全体が足関節を中心に前方に回転していくと考えることができます(図Ⅲ-4-16)．この回転の原動力は身体に加わる重力です．この時期には足関節底屈筋が伸張性に働いて，身体が前方に回転しすぎないように制動をかけています．同時に股関節まわりの屈曲側の靱帯などが前方回転の制動に荷担しています．

■ 身体に加わる重力

■ 前方回転の制動

立脚後期になると，足関節底屈筋の関節モーメントが床反力によるモーメ

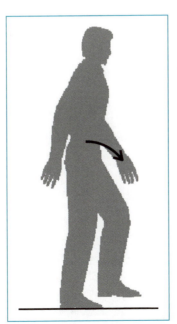

図Ⅲ-4-16　立脚中期には身体は重力によって前方に回転していく

■ 踵離れ

■ 蹴り出しの力
■ 股関節屈曲筋による短縮性収縮

■ 膝関節伸展筋が伸張性に活動
■ 膝関節屈曲筋

■ 適切な歩幅

■ 定常歩行における各関節の役割

ントを上回るようになり，踵離れが起きます．パワーのグラフをみると踵離れ直後の足関節まわりの正のパワーは非常に大きいことがわかります．これが蹴り出しの力です．同時に股関節まわりでは大腿部を振り出すための股関節屈曲筋による短縮性収縮が起こります．膝関節は立脚後期の時期から屈曲を始めます．この時期には股関節によって振り出された脚の蹴り上がりを抑えるために，遊脚開始前から膝関節伸展筋によって制動をかけています．

遊脚期に入ると，膝はますます前方に加速されていきます．このまま何もしなければ下腿部が蹴り上がってしまうため，膝関節伸展筋が伸張性に活動して過度の膝関節屈曲に制動をかけています．遊脚後期には次の踵接地に備えて膝が完全に伸展してしまわないように膝関節屈曲筋が制動をかけます．遊脚期の足関節まわりでは足部をもち上げるために背屈筋が働いていますが，非常に小さい値です．股関節まわりでは振り子として下肢を振り出した後，遊脚後期になって振り過ぎを抑えるために伸展筋を働かせています．この筋の働きによって適切な歩幅を調整しています．

関節まわりのパワーを3つの関節で比較してみると，正の大きなパワーを発生しているのは立脚後期の足関節です．その他には立脚初期と，立脚終期から遊脚前期にかけての股関節でも小さな正のパワーが発生しています．膝関節は歩行1周期を通してほとんど負のパワーです．このことから定常歩行における各関節の役割は，足関節は主に短縮性収縮によってパワーを発生し，膝関節は主に伸張性収縮によって動きに制動をかけ，股関節は短縮性と伸張性の両方の収縮を行っているようにみられます．すなわち，足関節で動きを作り出して膝関節で制動し，股関節はバランスを保ちながら体幹に不要な負担をかけずに体を前進させているようにみえます．次の節で3関節の生み出す全体のパワーについてみてみましょう．

5 関節が生み出す全体パワー

■ 歩行中の関節まわりのパワー

　図Ⅲ-5-1に歩行中の関節まわりの合計パワーのグラフを示します．ここでは，左右関節のパワーの合計も示しました．パワーは関節モーメントに関節の角速度を乗じて計算されます．パワーの力学的な意味は，関節まわりでなされる単位時間あたりの仕事です．

　パワーのグラフを描いて，時間軸とグラフで囲まれた部分の面積を計算すると単位時間あたりの仕事を時間で積分することになります．この値は関節まわりでなされた仕事，いいかえればエネルギーの増減を表しています．関

■ エネルギーの増減

節モーメントの単位は［Nm］，角速度の単位は［rad/s］ですから，パワーの単位は［Nm/s］です．通常はこれをワット［W］といいます．パワーを積分すれば単位は［Nm］となり，エネルギーの単位ジュール［J］となります．

　ここで図Ⅲ-5-1のグラフで囲まれた面積を計算してみましょう（図Ⅲ-5-2）．この操作は数学的にはパワーを積分してエネルギーを求めることに相当します．正の領域の面積は増加したエネルギー，負の領域の面積は減少したエネルギーです．歩行中の両者を比較すると，ほとんど同じ面積であることがわかります．このことより，定常歩行では関節モーメントがなす仕事は全

■ 定常歩行

体として正の仕事と負の仕事がつり合っているといえます．すなわち，定常歩行では一方でアクセルを踏みながら他方でブレーキを踏むことを繰り返しているようです．歩行は床を蹴って積極的に歩いていくので，ともすれば正の仕事の連続のような気がしますが，正の仕事ばかりしているとどんどん加速していってしまいます．逆に負の仕事だと，一定速度で歩いていても次第に減速して，しまいには止まってしまいます．一定速度で歩き続けるためには，加速と減速の繰り返しが必要なのです．前節で歩行における股関節，膝関節，足関節の役割について述べましたが，これは加速と減速の役割分担と考えてもよいでしょう．

　加速と減速を繰り返す定常歩行では，いつまで歩行していても力学的エネルギーは増加も減少もしません．しかし，人間は歩いていると疲れます．この違いは何でしょう．前に，筋の短縮性収縮はモーターのように外に向かってエネルギーを発生する働き，伸張性収縮はひっぱりバネのようにエネルギーを吸収する働きと説明しました．これは力学的状態を説明しようとした

第Ⅲ部　歩行の力学

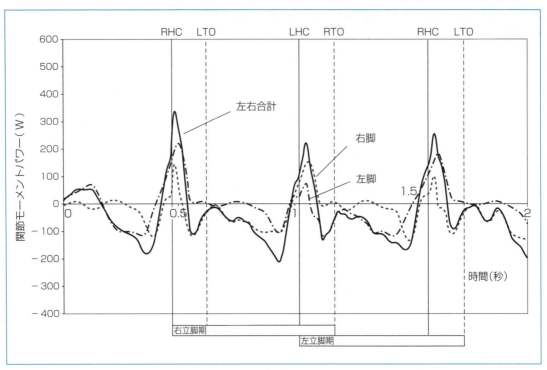

図Ⅲ-5-1　歩行中の関節まわりの合計パワーの時間変化：左右合計のパワーも表示

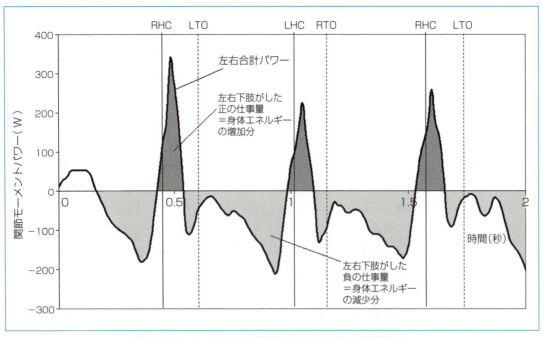

図Ⅲ-5-2　図Ⅲ-5-1の面積の計算：正負の面積を表示

■生理学的エネルギー

ものですが，筋肉とバネは特性が異なります．バネの場合はエネルギーを吸収して蓄えることができますが，筋の場合は伸張性収縮をするためにも生理学的なエネルギーを使います．筋は生理学的エネルギーを使いながら，短縮性収縮と伸張性収縮を繰り返しています．速い歩行の場合は力学的に発生するエネルギーも吸収するエネルギーも大きいので，生理学的にはよけい大きなエネルギーが必要となるのです．

6 歩行中の力学的エネルギー

前節で関節まわりのパワーの積分から，歩行中のエネルギーの増減を知ることを述べました．歩行中の時々刻々のエネルギーは別の方法でも求めることができます．第Ⅱ部第7章で位置エネルギーと運動エネルギーのことを学びました．ここでも同じ手法を用いて，定常歩行中の位置エネルギーと運動エネルギーを計算してみましょう．計算の方法がわからない方は第Ⅱ部第7章を参照してください．

■ 位置エネルギー
■ 運動エネルギー

図Ⅲ-6-1に歩行中の体幹の位置エネルギーと運動エネルギーおよび両者の和を示します．位置エネルギーと運動エネルギーは増減を繰り返しながら，両者の和はほぼ一定であることがわかります．単脚支持期には位置エネルギーが高く運動エネルギーは低い値をとります．逆に両脚支持期には位置エネルギーが低く運動エネルギーは高くなります．すなわち，歩行では位置

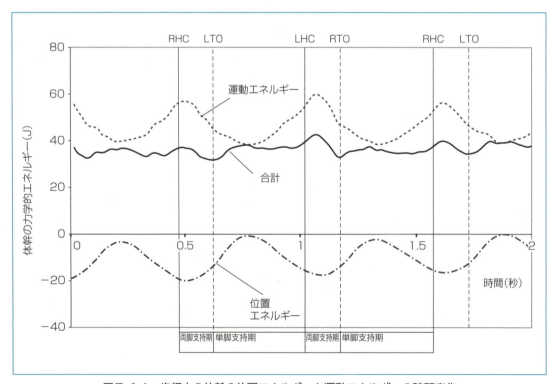

図Ⅲ-6-1　歩行中の体幹の位置エネルギーと運動エネルギーの時間変化

エネルギーと運動エネルギーを変換しながら運動しているといえます.

　歩き始めのときにも例にあげましたが，これはジェットコースターの動きに似ています（図Ⅱ-7-4）.ジェットコースターは初めに動力で高い位置に上げられた後は，重力を利用して動力なしで動き続けます.ジェットコースターの速度は高い位置で最低になり，低い位置にきたときに最高速度となります.いいかえれば，ジェットコースターは位置エネルギーと運動エネルギーを変換しながら動力なしで動き続けているのです.ジェットコースターの車輪とレール間に摩擦がなければ，ジェットコースターはいつまでも動き続けることができます.人の歩行の場合には，これらのエネルギーの変換は筋が関節モーメントとして仕事をすることで行われます.そして筋は力学的エネルギーを発生するときばかりでなく，エネルギーを吸収するときも生理学的なエネルギーを必要とします.したがって，力学的にはエネルギー状態が一定の定常歩行を続けていても，身体は生理学的に疲労するのです.

■ エネルギーの変換

7 健常歩行の特徴

健常歩行の最大の特徴は，同じ距離を同じ時間で歩くのに，障害がある人が歩く場合に比べて消費エネルギーが非常に小さいことです．では，どのようにしてこのような効率のよい歩行が可能なのでしょうか．

■ 健常歩行

■ 歩行中の左右の股関節角度

まず，健常歩行では左右対称性が高いという特徴があります．図Ⅲ-7-1は歩行中の左右の股関節角度を比較して描いたものです．左右がほとんど同じ動きをしていることがわかります．関節角度以外にも歩幅や立脚遊脚時間，関節モーメントのグラフも左右でほとんど同じです．前に筋は短縮性収縮でも伸張性収縮でも生理的エネルギーを必要とすると述べましたが，生理的エネルギーは力学的エネルギーと比例関係ではないと考えられています．生理的エネルギーは力学的エネルギーの増加に伴って 2 次関数的に増加します．このため，ある筋にとくに大きな負担が加わるような動きではエネルギー消費が大きくなってしまいます．これを避けるには，多くの筋に負担を分配する必要があります．健常歩行では左右の高い対称性によってこのことを実現

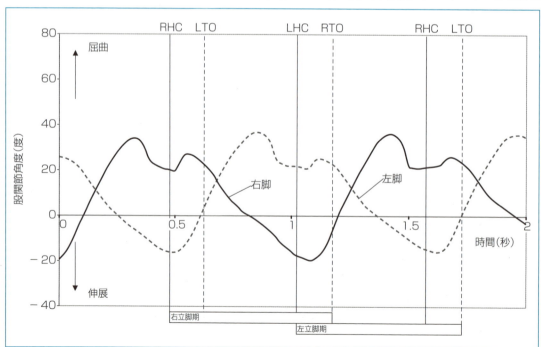

図Ⅲ-7-1　歩行中の左右の股関節角度の時間変化：対称性が高い

7. 健常歩行の特徴

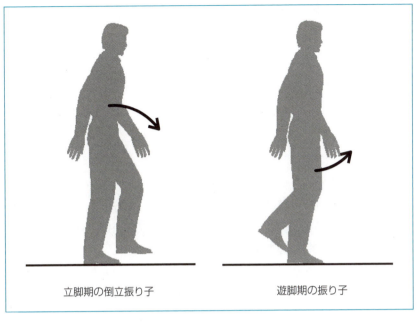

図Ⅲ-7-2 立脚中期の身体の動き：遊脚期は振り子の動きで下肢を振り出す

立脚期の倒立振り子　　　　遊脚期の振り子

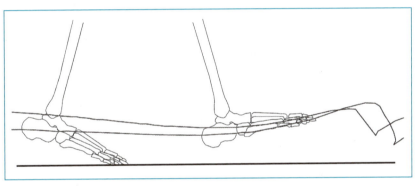

図Ⅲ-7-3 健常歩行ではトウ・クリアランスが非常に小さい

しています．

　また，健常歩行では筋力だけを使ってどんどん歩いていくのではなく，重力を上手に利用しています（図Ⅲ-7-2）．立脚中期の重心の前方移動は重力による落下です．遊脚期の下肢の振り出しは振り子の運動です．このように健常歩行では2足歩行の不安定さをたくみに利用して歩いています．さらに健常歩行は最小限度のマージンで歩行しています．

■ 重力による落下
■ 振り子の運動

■ 2足歩行の特徴

　2足歩行の特徴として，歩行中の重心は上下左右に偏位せざるを得ません．しかし，重心の偏位が大きければ大きなエネルギーが必要となります．健常歩行では左右の歩隔を狭くしたり，骨盤を左右にシフトすることで重心の左右の動きを抑えています．上下の動きについては，立脚初期の足関節底屈や膝の屈曲で重心が不必要に上昇することを抑えています．遊脚期についても健常歩行のトウ・クリアランスは床面ぎりぎりの非常に小さい値です（図Ⅲ-7-3）．健常歩行ではこのようにしてエネルギー消費を最小限度に抑えているのです．

■ トウ・クリアランス

8 速さを変えた歩行

■ 速さを変えた歩行のデータ

最後に速さを変えた歩行のデータをみてみましょう．速い歩行を図Ⅲ-8-1，ゆっくりした歩行を図Ⅲ-8-2に示します．速い歩行とゆっくりした歩行の重心の動きを図Ⅲ-8-3，床反力を図Ⅲ-8-4，関節角度，関節モーメントとパワーを図Ⅲ-8-5，図Ⅲ-8-6，図Ⅲ-8-7に示します．

■ 重心の動き

重心の動きをみると，速い歩行では上下方向の振幅が大きくなり，ゆっくりした歩行では左右方向の振幅が大きくなります．重心の速度，加速度は速い歩行で極端に大きくなります．速度は単位時間内の位置の変化，加速度は同じく速度の変化なので，同じ動きであっても短時間で行われればそれだけ速度・加速度が大きくなります．

■ 床反力

床反力は，上下方向，前後方向，左右方向とも速い歩行のときに振幅が大きくなり，ゆっくりした歩行では振幅が小さくなります．床反力は重心加速度の反映なので，重心加速度が大きくなれば床反力が大きくなることは当然です．

■ 重心と床反力作用点

重心と床反力作用点とのずれも速い歩行で大きくなり，ゆっくりした歩行で小さくなります．しかし，重心の動きに先回りして床反力作用点が移動していくという基本パターンは歩行速度が変化しても変わりがありません．

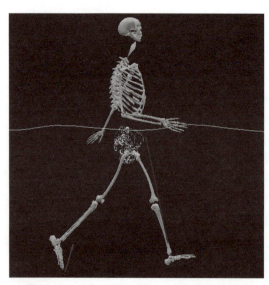

図Ⅲ-8-1　速い歩行：重心，床反力ベクトル

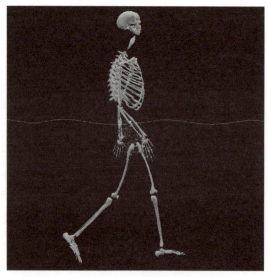

図Ⅲ-8-2　遅い歩行：重心，床反力ベクトル

8. 速さを変えた歩行

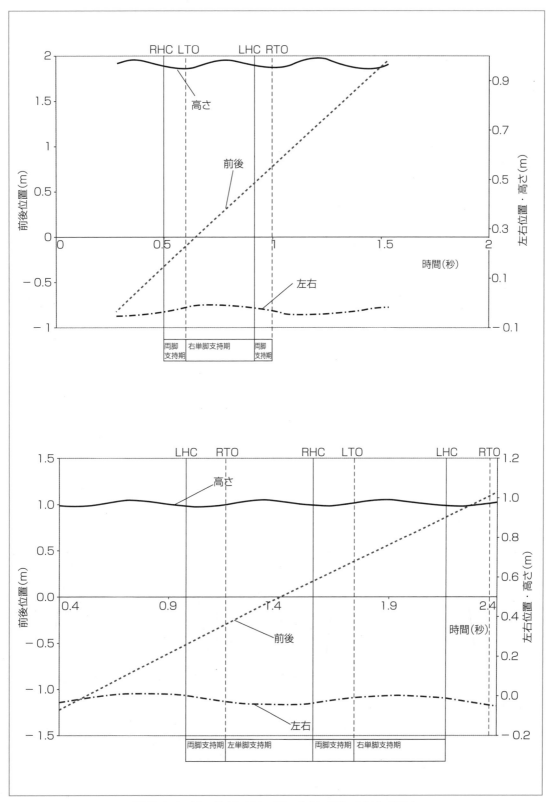

図Ⅲ-8-3　速い歩行（上），遅い歩行（下）の重心の動き

第Ⅲ部　歩行の力学

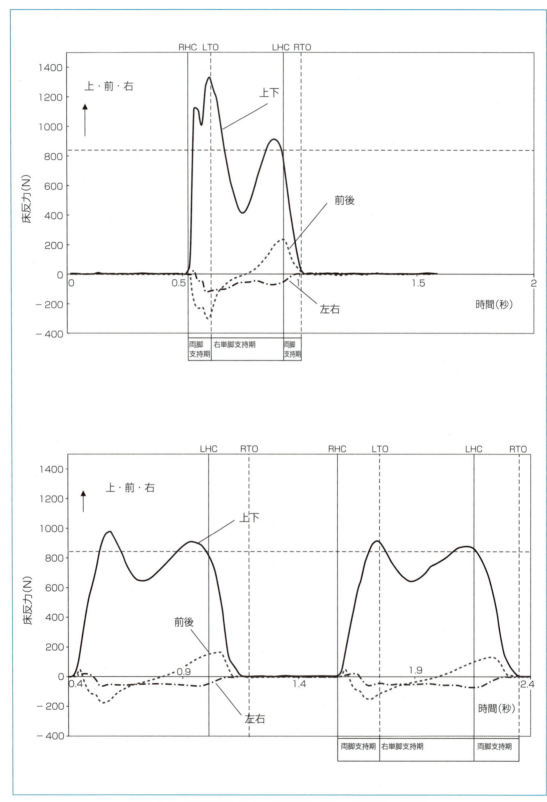

図Ⅲ-8-4　速い歩行（上），遅い歩行（下）の床反力（右足）

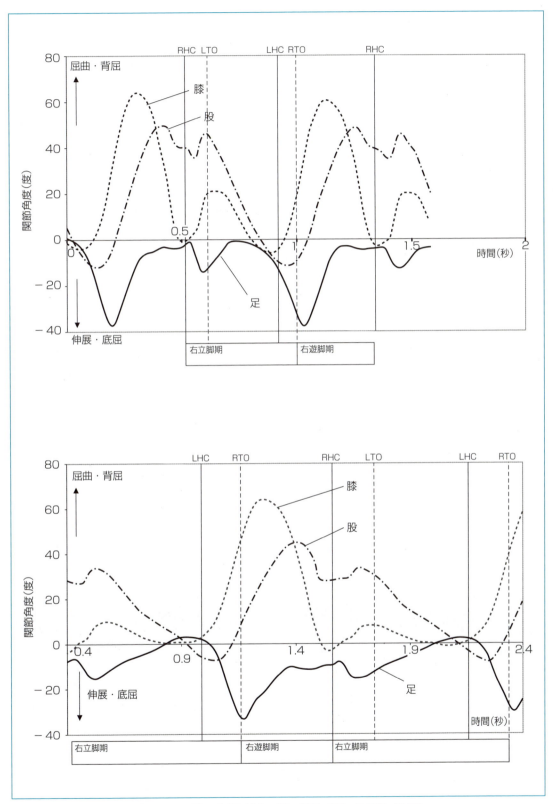

図Ⅲ-8-5　速い歩行（上），遅い歩行（下）の角度（右足）

第Ⅲ部　歩行の力学

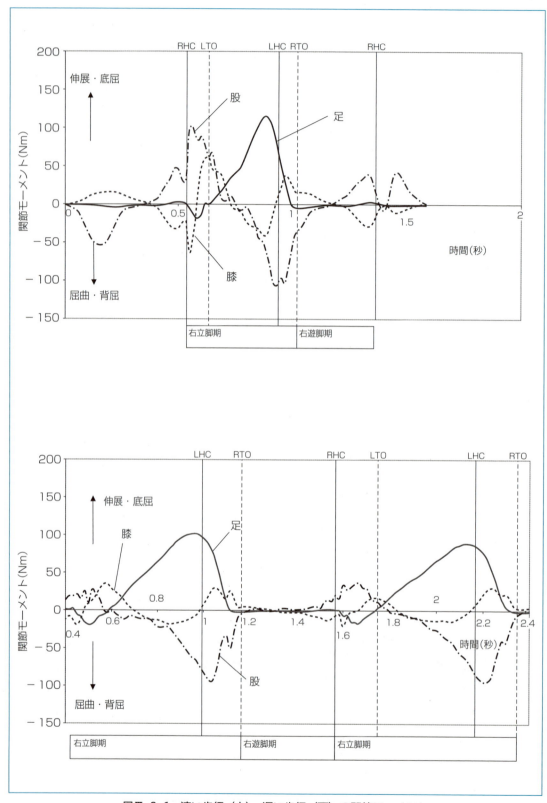

図Ⅲ-8-6　速い歩行（上），遅い歩行（下）の関節モーメント

8. 速さを変えた歩行

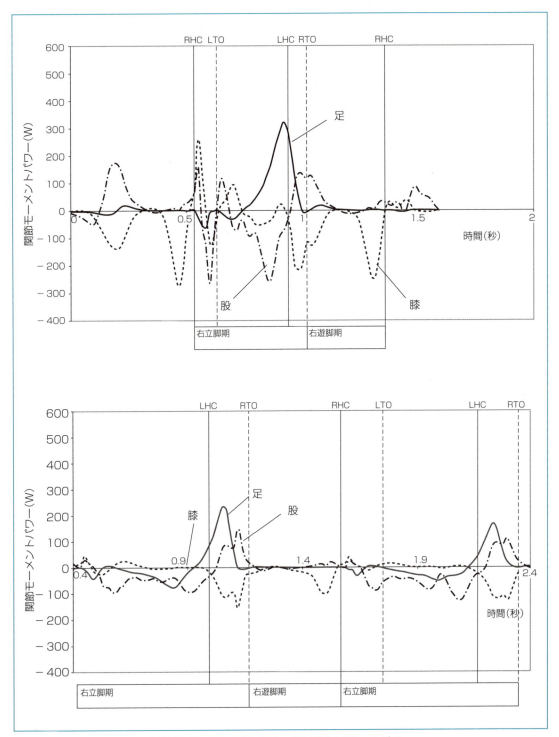

図Ⅲ-8-7 速い歩行（上），遅い歩行（下）のパワー

■ 関節角度

　関節角度は歩行速度が変わってもパターンに大きな変化はないようです．関節モーメントとパワーのグラフも基本パターンは変わらず，各グラフの振幅が大きくなっていることがわかります．速い歩行ではとくに立脚後期から遊脚期にかけての股関節屈曲モーメントと遊脚期の膝関節モーメントが大きくなっています．これは歩行速度が速いほど，下肢を速く振り出さなくてはならないのでその分の加速・減速が必要になるからです．ゆっくりした歩行では，踵接地時の足関節背屈モーメントが消失しています．これは遅く歩くときには踵から接地するというよりも足裏全体で接地するようになるためです．

■ 定常歩行におけるエ
　ネルギーの保存

　関節モーメントやパワーの振幅が変わっても，正の仕事と負の仕事の大きさは常にほぼ等しくなります．定常歩行におけるエネルギーの保存は，歩行速度にかかわらず保たれているのです．このほか，CG動画やグラフをみながら歩行速度による違いを探してみてください．

索 引

和文索引

●あ
足関節モーメント　71, 92, 93, 94, 184
足関節底屈モーメント　44
足関節背屈筋　182
歩き終わりの力学　132
歩き始め　86
　——の関節モーメント　92
　——の関節モーメントのパワー　112
　——の股関節内外転モーメント　105
　——の重心　76, 84
　——の身体の力学的エネルギー　125
　——の足関節モーメント　100
　——の床反力　87, 89
　——の床反力左右方向成分　89
　——の床反力上下方向成分　89
　——の床反力前後方向成分　89

●い
位置エネルギー　55, 115, 119, 122, 125, 200
　——の変化　57
位置データの微分　156
移動距離　110
一定速度　185

●う
上向き速度　29
後ろ向きの加速度　61
後ろ向きの慣性力　185, 188
後ろ向き床反力　137
運動エネルギー　117, 119, 122, 124, 125, 200
運動速度　124

●え
エネルギーの総和　64
エネルギーの増減　197
エネルギーの変換　201
エネルギーの保存　210
遠心性収縮　53, 111, 112

●お
重みつき平均　10, 22
　——値　7

●か
下腿部の重心位置　10
下方手すり　64
加速度　81, 82, 185
　——の大きさ　31
荷重の度合い　89
回転の速度　124
回転運動　109
　——のパワー　110
回転中心　19
外転モーメント　107, 194
外力　61
踵接地の衝撃吸収　181
踵離れ　184, 196
各関節の役割　44, 196
角速度　110, 124
身体に及ぼす力　16
身体のリンクモデル　12
身体の位置エネルギー　56
身体の一連の動き　2
身体の重心　5, 10
身体の力学的エネルギー　122
身体全体の位置エネルギー　122
身体全体の合成重心　11
慣性力　42, 185, 186, 187
関節モーメント　40, 52, 63, 93, 171, 174, 178, 180, 190
　——のパワー　108
　——の大きさ　41, 169
　——の計算結果　42
　——の方向　169
関節の動き　3
関節の角速度　56
関節の屈曲角度　63
関節の負担の分散　64
関節まわりのパワー　176, 197
関節角度　3, 178, 180, 210
　——の定義　4
　——の変化　52
関節間力　96, 97

●き
基底面　15, 24, 69, 75
機械的負担　58
拮抗筋　44
　——のモーメント　174
求心性収縮　52, 110, 112
協同筋　44
　——のモーメント　174
　——の活動と関節モーメント　175
筋が吸収するパワー　58
筋のエネルギー吸収　58
筋の遠心性収縮　58
筋の等尺性収縮　58
筋活動　50, 52
筋張力　41, 97, 98
　——の作用線　92
筋電図　45
筋力　41, 170, 171
　——によるモーメント　174
筋力計測装置　41

●け
蹴り出しの推進力　184
蹴り出しの力　196

211

索　引

健常歩行　202

●こ
股関節モーメント　44, 48, 183
股関節の中点　12
股関節屈曲モーメント　184, 191
股関節屈曲筋の関節モーメント　172
股関節伸展モーメント　44, 191
股関節伸展筋の関節モーメント　172, 181
股関節内外転モーメント　105
合成重心の位置変化　11
合成重心位置　9
合成床反力　19, 23, 152
　　――ベクトル　24, 60, 151
　　――ベクトルの長さの変化　33
　　――の動き　23
　　――の上下方向成分　151, 154
　　――作用点　68, 76, 161, 164
　　――作用点の位置　151
合成力の計算方法　17
合成力の作用線　24
合成力の作用点　23
　　――の求め方　19
合成力の成分　17

●さ
左右の股関節角度　202
左右の床反力　71
　　――と合成床反力　151
左右合成の床反力作用点　69, 73
左右合成床反力　150
差分　28
座面と床面の力　16
座面反力　23

●し
ジュール　115
支持脚　87
仕事　110
　　――の定義　115
　　――率　109
膝関節モーメント　44, 182
膝関節屈曲モーメント　188
膝関節屈曲筋　196
膝関節伸展モーメント　44, 184, 188
膝関節伸展筋　42, 172
膝関節伸展筋群　52, 181
質量　31
受動抵抗　44
受動要素によるモーメント　174
重心　5, 68, 73
　　――の動き　161, 204
　　――の加速度　86, 108
　　――の左右方向位置の時間変化　146
　　――の上下方向加速度　156
　　――の前後方向位置　147
　　――の前後方向加速度　89
　　――の前後方向速度　149
　　――の速度　84, 122
　　――の高さの時間変化　144
　　――の変位　84
重心まわりの慣性モーメント　124
重心位置　156, 157, 159
　　――の x 座標　6
重心移動　103
重心加速度　155, 157, 159
重力　31, 42, 70, 93, 117
　　――による位置エネルギー　115
　　――のモーメント　41, 49, 100, 102
　　――の合成力の大きさ　31
重力加速度　31, 55, 115
瞬間速度　149
上下方向の体重心位置　154
上下方向成分　19, 31
上方手すり　64
身体パラメータ　42
身体運動の加速度　159
身体各セグメントの質量　12
身体各セグメントの重心位置　12
身体各体節の重心　122

伸張性収縮　53, 111, 112, 176, 188
伸展モーメント　48

●す
スカラー　27
水平面の重心の動き　146
水平面内重心　164
　　――の軌跡　146
推進力　87, 166
座り込みの関節角度　52
座り込みの初期　30
座り込み時の体重心　29

●せ
セグメント　11
正の仕事　110
生体力学定数　124
生理学的エネルギー　199
生理的負担　58
制動力　87, 166
静止時の重心高さ　125
静止状態　61, 137
積分　57
節　11
前額面の動き　146
前額面内立脚中期のモデル　193
前後方向重心位置　162
前方移動　64
前方回転の制動　195
前方手すり　64

●そ
足関節モーメント　71, 92, 93, 94, 184
足関節底屈モーメント　44
足関節背屈筋　182
足底の床反力　44
足底・座圧分布　16
足底内の床反力作用点の軌跡　168
足部と下腿部に加わる力　172
足部に加わる力　170
足部の回転　170
足部の詳細なモデル　169
速度　27, 80

速度ゼロ　185
速度データの微分　156

●た
体幹に加わるモーメント　190, 191
体幹の前傾　2, 5, 14, 64
体幹を保持する関節モーメント　46
体幹重心　13
体幹前傾のモーメント　46
体幹直立の状態　38
体重　31
体重ライン　152
体重心　11, 123
　——の上下方向位置の時間変化　27
　——の上下方向速度の変化　27
　——の上昇　14
　——の前方移動　14
　——の座標　12, 13
　——の位置　13
　——の運動エネルギー　123
　——の加速度　29
　——の軌跡　25
　——の左右変動　194
　——の変動　49
　——を支える点　50
体重心位置　14
　——の変動　49
体重心加速度　33, 154
体節の運動エネルギーの和　123
大腿部と下腿部の合成重心　11
大腿部の重心位置　11
大腿部の伸展　62
第1種のテコ　97
第2種のテコ　98
立ち上がり時の関節角度　4
立ち上がり動作の力学　2
立ち上がり不能　14
短縮性収縮　52, 110, 112, 176

●ち
力が物体に及ぼす作用　19
力のベクトルの合成　17

力のモーメント　19, 61
　——のつり合い　96, 98
力のつり合い　96
力の回転作用　20
力の合成力　16, 31
力の作用線　19
力の単位　18
力の分布　16
力の棒　16
直立姿勢　69, 100
直立時の関節モーメント　71
直立時の基底面　68
直立時の重心　68

●つ
つま先の接地　181
つま先立ちの足関節モーメント　96
つりあい　6

●て
テコの回転　170
手すりの位置　64
底屈モーメント　73, 94, 100, 102
底屈筋　170
　——による関節モーメント　171
　——のモーメント　182
　——の筋張力　97
底屈方向のモーメント　71
定常歩行　86, 144, 197
転倒　62

●と
トウ・クリアランス　189, 203
動作中の中間点　30

●な
内在筋　170
内部の力　44

●に
ニュートン　18
　——の法則　89, 154

●は
バイオメカニクス　80
バランス能力　63
パワー　56, 108, 109, 110
　——の合計　58
　——の積分値　57
背屈筋　170
　——による関節モーメント　172
　——の伸張性収縮　181
　——の働き　181
背屈方向のモーメント　71
速い歩き始め　129
速い速度の歩き終わり　132
速い立ち上がり　26
速さ　27, 80
　——を変えた歩き始め　127
　——を変えた立ち上がり　25
　——を変えた歩行　204
反作用　48
反動　2, 60
　——の利用　62
　——を生み出す動作　62
反力　17
　——の合成力　31

●ひ
微分　28, 82, 84
　——係数　82
膝の屈曲　11
膝関節モーメント　44, 182
膝関節屈曲モーメント　188
膝関節屈曲筋　196
膝関節伸展モーメント　44, 184, 188
膝関節伸展筋　42, 172
膝関節伸展筋群　52, 181
膝伸展方向の関節モーメント　181
人が歩き始める現象　79
人の歩き始め　74

●ふ
フィードバック　50
負の加速度　61
負の仕事　110

索 引

普通の速さの立ち上がり 14, 24, 26
普通の速さの歩き始め 127
物体の加速度 26
物体の合成重心 5
物体の重心 5
振り子の運動 203
振り子の法則 187
振り出し脚 87

●へ
ベクトル 16, 27
——の前方移動 16
平均加速度 82
閉曲線 51

●ほ
歩行計測システム 122
歩行速度 112, 147
歩行中の重心の動き 144
歩行中の床反力 150
——ベクトル 178
歩行分析装置 41
歩行1周期 144

●ま
前向きの慣性力 185, 188

●み
見かけの基底面 65

●も
モーメントアーム 19, 40, 41
モーメントのつり合いの崩れ 94

●ゆ
ゆっくりした立ち上がり 23, 25
遊脚期 88, 185
——の関節モーメント 187
床反力 23, 31, 42, 93, 108, 171, 187, 204
——と体重心の動きの関係 25
——によって支えられる点 50
——による回転作用 61
——の大きさ 94
——の左右方向成分 152
——の上下方向成分の時間変化 151
——の前後方向成分 137, 152
床反力ベクトル 22, 24, 38, 42, 69, 94, 150, 162, 174, 182
——の作用線 163
床反力モーメント 97, 184
床反力計のリセット 23
床反力左右成分 163
床反力作用点 23, 25, 49, 68, 73, 137, 162, 204
——の位置 94
——の移動 103
——の後退 102
——の座標 150
床反力上下方向成分 31
床反力前後方向成分 162

●ら
ラジアン 110
楽に立ち上がるコツ 15

●り
力学の「仕事」 108

力学的エネルギー 55, 115, 119, 200
——の吸収 58
——の発生 56
——の保存 119, 126, 129
力学的仕事 55
立位時の基底面 50
立脚期 88
立脚後期（矢状面） 184
立脚初期（矢状面） 178
立脚中期の前額面 192
立脚中期（矢状面） 182
両肩峰の中点の座標 12

●れ
レバーアーム 19
連結された物体の重心 5

●ろ
ロボットの体幹の動き 75
ロボットの歩き始め 74

数字・欧文索引

●数字
2足歩行の特徴 203
3次元座標測定装置 122
3次元動作分析装置 41
7リンクモデル 122, 170, 190
x座標 13
y方向成分の合成 22

●J
J（ジュール） 55

●W
W（ワット） 56

【著者略歴】

江原義弘（えはら よしひろ）

- 1972年　埼玉大学理工学部卒業
- 1974年　神奈川県総合リハビリテーションセンター
- 1994年　工学博士号取得（早稲田大学）
- 2000年　神奈川県総合リハビリテーションセンター
　　　　　リハビリテーション工学研究室長
- 2002年　帝京大学教授
- 2004年　新潟医療福祉大学医療技術学部教授
- 2005年　新潟医療福祉大学大学院教授
- 2010年　新潟医療福祉大学教育担当副学長

山本澄子（やまもと すみこ）

- 1974年　慶應義塾大学工学部卒業
- 1976年　慶應義塾大学大学院工学研究科修士課程修了
- 1976年　東京都補装具研究所研究員
- 1985年　工学博士号取得（慶應義塾大学）
- 1997年　東京都福祉機器総合センター主任技術員
- 1998年　東北大学大学院医学系研究科運動機能再建学分野助手
- 1999年　同分野講師
- 2000年　同分野助教授
- 2001年　国際医療福祉大学大学院教授

新ボディダイナミクス入門
立ち上がりと歩行の分析　Web動画付　ISBN978-4-263-26574-1

2018年9月25日　第1版第1刷発行

　　著　者　江　原　義　弘
　　　　　　山　本　澄　子
　　発行者　白　石　泰　夫
　　発行所　医歯薬出版株式会社
〒113-8612　東京都文京区本駒込1-7-10
TEL.（03）5395-7628（編集）・7616（販売）
FAX.（03）5395-7609（編集）・8563（販売）
https://www.ishiyaku.co.jp/
郵便振替番号 00190-5-13816

乱丁，落丁の際はお取り替えいたします　　印刷・三報社印刷／製本・皆川製本所
© Ishiyaku Publishers, Inc., 2018. Printed in Japan

本書の複製権・翻訳権・翻案権・上映権・譲渡権・貸与権・公衆送信権（送信可能化権を含む）・口述権は，医歯薬出版（株）が保有します．

本書を無断で複製する行為（コピー，スキャン，デジタルデータ化など）は，「私的使用のための複製」などの著作権法上の限られた例外を除き禁じられています．また私的使用に該当する場合であっても，請負業者等の第三者に依頼し上記の行為を行うことは違法となります．

JCOPY ＜出版者著作権管理機構 委託出版物＞

本書をコピーやスキャン等により複製される場合は，そのつど事前に出版者著作権管理機構（電話03-3513-6969，FAX 03-3513-6979，e-mail：info@jcopy.or.jp）の許諾を得てください．

●バイオメカニクスを基礎から感覚的に楽しく学べ，
力学や数式に苦手意識をもった初学者に最適なテキスト！

基礎バイオメカニクス 第2版
理解が深まるパワーポイント　動画CD-ROM付

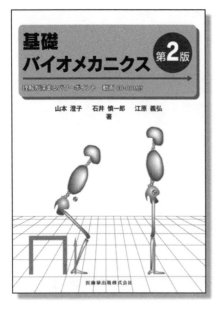

◀好評発売中▶

◆山本澄子・石井慎一郎・江原義弘　著
◆A4判　168頁　定価（本体3,900円＋税）
ISBN978-4-263-21941-6

■本書の内容と改訂ポイント

- 本書は「力学や数式が苦手」という学生や，あらためて基礎からバイオメカニクスを学びたいという医療職種のために，力学の基礎から立ち上がり～歩行のバイオメカニクスまでを，感覚的に楽しく理解ができるよう工夫されている．
- 頁の左側にパワーポイントのスライド，右側に解説という構成で，付録のCD-ROMのパワーポイントと併用することでさらに理解が深まるようになっている．最終章では，実際に出題された国家試験問題で理解度が確認できる．
- 付録CD-ROMは，初版では授業などで使用可能なパワーポイントと動作分析アプリソフトが収載されていたが，第2版では動作分析アプリソフトを動画に編集しパワーポイントに埋め込み一本化したことで，利用者の利便性向上をはかった．
- パワーポイントの動画では，計測器で計測された実際の動きをCGを用いて示し，基礎知識に基づいた人の動きが学習できる．

■おもな目次

Chapter1	力の合成と分解
Chapter2	生体におけるテコ
Chapter3	重心の求め方
Chapter4	重心の速度・加速度
Chapter5	床反力と重心加速度
Chapter6	床反力作用点（COP）とは何か
Chapter7	関節モーメントと筋活動
Chapter8	関節モーメントのパワー
Chapter9	ジャンプ動作
Chapter10	立ち上がりのバイオメカニクス
Chapter11	歩き始めのバイオメカニクス
Chapter12	歩行のバイオメカニクス1　重心と床反力作用点
Chapter13	歩行のバイオメカニクス2　重心の動きを滑らかにする機能
Chapter14	歩行のバイオメカニクス3　歩行の観察―OGIGの方法
Chapter15	演習問題

医歯薬出版株式会社　〒113-8612 東京都文京区本駒込1-7-10　TEL03-5395-7610　FAX03-5395-7611　https://www.ishiyaku.co.jp/